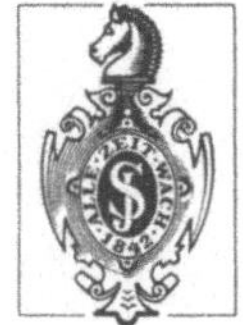
ALLE ZEIT WACH
1842

E. Lehnhardt B. Bertram (Hrsg.)

Rehabilitation von Cochlear-Implant-Kindern

Unter Mitarbeit von
R.-D. Battmer W. H. Claußen B. Hose O. Kröhnert
M. Lehnhardt A. Löwe H. Scheich T. Seeger
C. Simonis H. Thomas J. Tillein E. von Wallenberg

Mit 51 Abbildungen und 10 Tabellen

Springer-Verlag
Berlin Heidelberg New York London Paris
Tokyo Hong Kong Barcelona Budapest

Prof. Dr. Dr. Ernst Lehnhardt
Direktor der Hals-Nasen-Ohrenklinik an der
Medizinischen Hochschule Hannover
Konstanty-Gutschow-Straße 8, W-3000 Hannover 61, BRD

Dipl.-Pädagoge Bodo Bertram
Hals-Nasen-Ohrenklinik der Medizinischen Hochschule Hannover
Konstanty-Gutschow-Straße 8, W-3000 Hannover 61, BRD
und Pädagogischer Leiter des Cochlear Implant Centrum Hannover
Neue Landstraße 57, W-3000 Hannover 61, BRD

Die Deutsche Bibliothek – CIP-Einheitsaufnahme
Rehabilitation von Cochlear-Implant-Kindern : mit 10 Tabellen / E. Lehnhardt ; B. Bertram (Hrsg.). Unter Mitarb. von R.-D. Battmer ... – Berlin; Heidelberg; New York; London; Paris; Tokyo; Hong Kong; Barcelona; Budapest: Springer, 1991

ISBN-13: 978-3-540-54493-7 e-ISBN-13: 978-3-642-76897-2
DOI: 10.1007/978-3-642-76897-2
NE: Lehnhardt, Ernst [Hrsg.]; Battmer, Rolf-Dieter

25/3130-543210 – Gedruckt auf säurefreiem Papier

Vorwort

Das im September 1990 in Hannover veranstaltete Treffen sollte Pädagogen, Ingenieuren und Ärzten die Möglichkeit geben, voreinander vorzutragen und miteinander zu diskutieren. Zur Debatte stand die Frage, in welcher Weise das Cochlear Implant auch für Kleinkinder zu nutzen sei. Es kam zu einer erfreulichen Übereinstimmung in dem Sinne, daß vorerst nur Kinder mit dem Cochlear Implant zu versorgen seien, die – selbst nach intensivem mehrmonatigem Hörgeräte-Training – nach der festen Überzeugung der Eltern, den wiederholten Beobachtungen der Pädagogen und den eindeutigen Tests der Ärzte beidseits vollkommen taub sind. Geeignet seien am ehesten Kleinkinder – wahrscheinlich nur bis zum 6. Lebensjahr – auch um sie vor dem Schuleintritt versorgt zu haben. Schließlich könne das Cochlear Implant nur dann einen nachhaltigen Gewinn bringen, wenn einerseits für die Anpassung des Sprachprozessors Pädagogen und Ingenieure gemeinsam spezielle Vorgehensweisen erarbeiteten und nur, wenn die nachfolgende Rehabilitation ausschließlich auditiv („auditory verbal") gestaltet und andererseits für die weitere Zukunft jeder Kontakt mit Tauben, nicht mit Cochlear-Implant-versorgten Kindern, unterbleibt.
Die nun im Druck vorliegenden Vortragsmanuskripte sollen auch denjenigen Pädagogen einen Einblick in den aktuellen Wissens- und Meinungsstand geben, die noch nicht am 1. Workshop dieser Art teilnehmen konnten.

Hannover, Oktober 1991

E. Lehnhardt
B. Bertram

Inhaltsverzeichnis

Mitarbeiterverzeichnis

Dipl.-Ing. Dr. Rolf-Dieter Battmer
Akademischer Rat, Abteilung Experimentelle Otologie,
Hals-Nasen-Ohrenklinik der Medizinischen Hochschule Hannover,
Konstanty-Gutschow-Straße 8, W-3000 Hannover 61, BRD

Prof. Dr. W. Hartwig Claußen
Institut für Behindertenpädagogik der Universität Hamburg,
Sedanstraße 19, W-2000 Hamburg 13, BRD

Dr. Bernd Hose
Cochlear AG
Clarastraße 12, CH-4058 Basel

Prof. Dr. phil. Otto Kröhnert
Institut für Behindertenpädagogik der Universität Hamburg,
Sedanstraße 19, W-2000 Hamburg 13, BRD

Dr. Monika Lehnhardt
Chief Executive Officer, Cochlear AG,
Clarastraße 12, CH-4058 Basel

Prof. Dr. Armin Löwe
Görresstraße 76a, W-6900 Heidelberg 1, BRD

Prof. Dr. med. Henning Scheich
Institut für Zoologie der Technischen Hochschule Darmstadt,
Schnittspahnstraße 3, W-6100 Darmstadt, BRD

Dr. Thomas Seeger
Clinical Linguist, Cochlear AG,
Clarastraße 12, CH-4058 Basel

Dr. Claudia Simonis
Institut für Zoologie der Technischen Hochschule Darmstadt,
Schnittspahnstraße 3, W-6100 Darmstadt, BRD

Dr. Hardy Thomas
Institut für Zoologie der Technischen Hochschule Darmstadt,
Schnittspahnstraße 3, W-6100 Darmstadt, BRD

Dr. Jochen Tillein
Institut für Zoologie der Technischen Hochschule Darmstadt,
Schnittspahnstraße 3, W-6100 Darmstadt, BRD

Dr.-Ing. Ernst von Wallenberg
Technical Supervisor, Cochlear AG,
Clarastraße 12, CH-4058 Basel

Zur Geschichte der Hörerziehung tauber Kinder gestern, heute und morgen

O. Kröhnert

Wenn ein Workshop zur „Rehabilitation von Cochlear-Implant-Kindern" mit einer historischen Betrachtung eröffnet wird, dann liegt die Frage nahe, aus welchen Gründen dies wohl geschieht. Denn eine solche Betrachtung hat ja nur ihren Sinn, wenn zwischen dem, was in der Vergangenheit geschehen ist, und dem, was wir heute und morgen zu tun gedenken, ein innerer Zusammenhang besteht. Ob und in welcher Weise dies der Fall ist, wird deshalb zu untersuchen sein.

Schon in den Anfängen der Gehörlosenpädagogik waren diejenigen, die sich um gehörlose Menschen pädagogisch bemühten, von dem Gedanken bestimmt, ihnen in ihrer seelisch-geistigen Entwicklung zu helfen und sie zu befähigen, mit ihren Eltern und Geschwistern, mit ihren Nachbarn und Freunden, mit ihren künftigen Arbeitskollegen und Vorgesetzten zu kommunizieren. Das wichtigste Instrument, das für diese Interaktionen benötigt wird, ist bekanntlich die Sprache, genauer gesagt: die Lautsprache, jenes System von gesprochenen und gehörten, geschriebenen und gelesenen Zeichen, mit deren Hilfe der Mensch die Welt zu erfassen sucht und seine vielfältigen Lebenssituationen bewältigt.

Nun wissen wir allerdings, daß es keine Selbstverständlichkeit ist, die „Barriere der Taubheit", wie Bodenheimer das Phänomen der Gehörlosigkeit genannt hat, mit dem Medium der Lautsprache zu überwinden. Es liegt nahe, nach Alternativen zu suchen, die geeignet sein können, die Kommunikation mit tauben bzw. gehörlosen Menschen in anderer Weise wie auf lautsprachlichem Wege zu vollziehen. Wer sich mit der Geschichte der Gehörlosenpädagogik befaßt, der stellt fest, daß dieses vor Jahrhunderten schon geschehen ist.

Auf der einen Seite hat Samuel Heinicke, der zunächst als Küster, Organist und Schulhalter in Eppendorf bei Hamburg gewirkt hat, bevor ihm der Kurfürst von Sachsen die Leitung des „Kursächsischen Instituts für Stumme und andere mit Sprachgebrechen behaftete Personen" in Leipzig übertrug, den Standpunkt vertreten, daß die „Tonsprache" für Gehörlose das „geschwindeste und bequemste Mittel zum Ausdruck der Gedanken" sei (1778, S. 73). Folglich war er bestrebt, seine Schüler trotz ihrer Taubheit in den Zustand der Sprech- und Sprachfähigkeit zu versetzen.

Nicht so sein Widersacher Abbé de l'Epée. Dieser hatte einige Jahre zuvor, 1771, in Paris, ebenfalls ein Institut für Taube und Stumme – „Institution des sourds et muets par la voie des signes méthodiques" – eröffnet. Abbé de l'Epée hatte die Idee, seine Schüler im Sinne Rousseaus „naturgemäß" zu erziehen. Folglich schien es ihm der Vernunft zu widersprechen, wollte man sich im Unterricht nicht der „Zeichensprache" bedienen, in der er die „Muttersprache der Taubstummen" zu erkennen glaubte (Abbé de l'Epée 1776, S. 36f.).

Zwischen den pädagogischen Konzeptionen der beiden Schulgründer besteht ein gravierender Unterschied, der für die weitere Entwicklung der Gehörlosenpädagogik von grundlegender Bedeutung geworden ist. Es liegt nämlich auf der Hand, daß eine Erziehung, die gehörlose Kinder in der Lautsprache fördern will, darauf ausgerichtet sein muß, ihnen ein umfassendes Wahrnehmungslernen zu sichern, in welchem das Hörenlernen eine zentrale Stellung einnimmt. Je früher das Kind dazu angeleitet wird, akustische Ereignisse, die in seiner Umwelt vorhanden sind, wahrzunehmen, desto größer ist die Chance, daß das Hören in seine „Gesamtsinnestätigkeit" eingebettet wird (Braun 1986, S. 121). Anders gesagt: Das auditive Wahrnehmungsgeschehen ist für den Lautspracherwerb Gehörloser unabdingbar.

Demgegenüber steht fest, daß eine Erziehung, die gehörlose Kinder mit Hilfe von Gebärden, manuellen Zeichen sowie der Schrift, also durch das Nicht-Lautsprachliche, fördern will, am Ende dazu führen muß, das Kind in seiner Wahrnehmungstätigkeit visuell zu fixieren. Es ist keine Frage, daß das Hörenlernen am Ende ganz unterbleibt. Ein solcher Unterricht muß dazu führen, daß die Aneignung der lautsprachlichen Fähigkeiten, wie die Wahrnehmung der gesprochenen Sprache und die Diskriminierung der optischen Merkmale an der Absehgestalt (Alich 1960, S. 16), geschweige denn die Fähigkeit, in ein Gespräch im Sinne van Udens et al. (1987, S. 67) einzutreten, auf der Strecke bleiben.

Bekanntlich gibt es in Hamburg ein „Zentrum für Deutsche Gebärdensprache und Kommunikation Gehörloser", das für sich in Anspruch nimmt, gehörlose Kinder mit Hilfe sog. lautsprachbegleitender Gebärden (LBG) zu besseren Sprachleistungen führen zu können, als dies auf lautsprachlichem Weg geschieht. Die Vertreter dieser Theorie, die selbst nicht imstande sind, gehörlose Kinder auf lautsprachlichem Wege zu fördern, haben keine Bedenken gehabt, einen Schulversuch auf den Weg zu bringen, der die vermeintliche Überlegenheit einer gebärdengestützten Förderung gegenüber einer lautsprachorientierten Förderung belegen sollte. Die große Verheißung, die diesem Versuch voranging, hat sich im Laufe der Zeit in das Gegenteil verkehrt. Einzelne Kinder, die aus diesem Schulversuch hervorgegangen sind und denen im Einschulungsalter ein Sprechwortschatz von etwa 250 Wörtern zugesprochen wurde, sind mittlerweile im wahrsten Sinne des Wortes „taub und stumm" geworden, obwohl sie bereits einen mehrjährigen Schulbesuch hinter sich haben. Wenn diese Kinder aus ihrer „Taubheit und Stummheit" befreit werden sollen, benötigen sie eine sehr intensive Einzelförderung, die ihnen vielleicht dazu verhelfen kann, wenigstens einige Wörter sprechen und absehen zu lernen, eine Aufgabe, die im vorgeschrittenen Alter besonders schwierig ist.

So hat ein von fachfremden Ideologen beeinflußter Schulversuch bewirkt, daß einzelne gehörlose Kinder hinsichtlich ihrer lautsprachlichen Fähigkeiten des Hörens, Sprechens und Ablesens auf der Strecke geblieben sind. Angesichts eines solchen Dilemmas wird verständlich, daß seine Verursacher nunmehr die Ausbildung einer Vielzahl von Gebärdensprachdolmetschern fordern – von weit über tausend Dolmetschern ist hier die Rede –, die den Kontakt zwischen Gehörlosen und ihren Gesprächspartnern sicherstellen sollen, wo immer diese sich auch befinden mögen. Es liegt auf der Hand, daß eine solche Strategie nicht nur einer Entmündigung Gehörloser gleichkommt. Sie dürfte auch dazu führen, daß es Gehörlose, die in jeder kommunikativen Situation auf einen Dolmetscher angewiesen sind, schwer haben werden, in die Arbeitswelt eingegliedert und dort akzeptiert zu werden.

Kehren wir zu unserem eigentlichen Gedankengang zurück: Es ist, wie die Geschichte der Gehörlosenpädagogik beweist, nicht die gebärdensprachliche, sondern die lautsprachliche Förderung gewesen, die es gehörlosen Kindern und Jugendlichen ermöglicht hat, in ihrem späteren Leben mit anderen zu kommunizieren, von anderen akzeptiert zu werden, vor allem in der Berufs- und Arbeitswelt. Daß dieses Ziel bisher von vielen Gehörlosen erreicht worden ist, ist letztlich auf ihre lautsprachliche Förderung zurückzuführen, die immer auch eine Erziehung zum Hören miteinbezogen hat. So gesehen ist die Hörerziehung von jeher zu einem wichtigen persönlichkeitsbildenden Faktor in der Erziehung Gehörloser geworden.

„Die Hörerziehung ist so alt wie die Hörgeschädigtenpädagogik, wenn auch manche ihrer Vertreter ein gestörtes Verhältnis zu ihr gehabt haben." Diese Feststellung findet sich in einem interessanten „Überblick über die Geschichte der Hörerziehung aus europäischer Sicht", den Armin Löwe im Rahmen des ersten europäischen Kongresses der amerikanischen „Auditory-Verbal International Incorporation" im Oktober 1989 in Berchtesgaden gegeben hat. Es handelt sich um einen Verband, der Mediziner, Pädagogen und Eltern zusammenfaßt, die sich der Devise verschrieben haben, hörgeschädigten Kindern Hören und Sprechen zu lehren: „Helping hearing-impaired children learn to listen and speak." So können wir es auf den von diesem Verband herausgegebenen Schriften lesen. Löwe erinnert in seinen Berchtesgadener Ausführungen u. a. an den Franzosen Itard, „der bereits um 1800 eine systematische Hörerziehung... mit Schülern des Pariser Taubstummeninstituts betrieben hat", obwohl damals dort die Methode der Zeichen im Sinne de l'Epées vorherrschte (Löwe 1989, S. 12).

Auch im deutschsprachigen Raum hat es von jeher Pädagogen gegeben, die darauf bedacht waren, die Hörreste ihrer Schüler auszunutzen, wenngleich hierbei auch unterschiedliche Verfahrensweisen herangezogen wurden. Wie diese im einzelnen beschaffen waren, das können wir den Berichten entnehmen, die diese Gehörlosenpädagogen hinterlassen haben. Ein typisches Beispiel hierfür stellen die Ausführungen von Georg Wilhelm Pfingsten dar, die dieser zu Beginn des 19. Jahrhunderts zu Papier gebracht hat (Pfingsten 1802).

Pfingsten war unter den Gehörlosenpädagogen früherer Jahrhunderte kein Einzelfall. Viele seiner Zeitgenossen haben sich mit der Frage befaßt, ob und in welcher Weise es möglich ist, den Schülern durch die Ausnutzung ihrer Hörreste Verständigungshilfen zu geben und sie dadurch in ihrem Sprachlernprozeß zu unterstützen.

Ohne auf die Geschichte der Hörerziehung, wie sie sich innerhalb der Gehörlosenpädagogik in den letzten Jahrhunderten vollzogen hat, im Rahmen dieser Ausführungen näher eingehen zu können, sei daran erinnert, daß diese sich im wesentlichen in zwei Phasen abgespielt hat: einer „Ersten Hörbewegung“, die durch das interdisziplinäre Zusammenwirken von Hals-Nasen-Ohrenärzten und Gehörlosenpädagogen, vor allem in Wien und München, getragen wurde. Von medizinischer Seite sind insbesondere die Namen Urbantschitsch und Bezold zu nennen. Auf pädagogischer Seite waren es mehrere, vor allem süddeutsche Gehörlosenlehrer, die mit großem Engagement die Anregungen der Mediziner in ihrer Praxis zu nutzen suchten. Zu den herausragenden Männern jener Epoche gehörte Karl Kroiß aus Würzburg, der für seine Leistungen sogar von medizinischer Seite den Ehrendoktortitel erhielt. Obgleich sich die Hoffnungen, die die Erste Hörbewegung geweckt hatte, nicht erfüllten und der Gehörlosenunterricht wieder zu seinen optisch-taktilen Verfahrensweisen zurückkehrte, führte die Initiative aller Beteiligten doch zu einer wichtigen Neuerung, nämlich zur Gründung erster Schulen für Schwerhörige, die zunächst in Berlin, später auch in anderen Städten errichtet wurden (Blau 1966, S. 38).

Dank der rasanten Enwicklung, die sich während des Zweiten Weltkrieges auf allen technologischen Gebieten vollzogen hatte, also auch auf dem Gebiet der Elektroakustik, setzte in der Hörgeschädigtenpädagogik eine „Zweite Hörbewegung“ ein. Wieder war es eine enge Zusammenarbeit von Fachmedizinern und Fachpädagogen, die eine nachhaltige Wirkung in bezug auf die Hörerziehung in den Gehörlosenschulen erzeugte. Auf medizinischer Seite ist der damalige Direktor der Universitäs-Hals-Nasen-Ohren-Klinik Erlangen, Professor Dr. Beck, zu nennen, auf pädagogischer Seite der damalige Direktor des Straubinger Taubstummeninstituts, Dr. Hofmarksrichter, sowie sein engster Mitarbeiter, Hans Steinbauer. Ergänzt wurde die Zusammenarbeit zwischen Medizinern und Pädagogen durch die medizinische Technik, insbesondere von seiten der Firma Siemens, die ebenfalls in Erlangen ihren Sitz hat. Im Zuge einer „1. Arbeitstagung für praktische Audiometrie und Hörerziehung“, die 1954 in Straubing stattfand, kam es zur Gründung einer gleichnamigen Arbeitsgemeinschaft, die für die weitere Entwicklung der Hörerziehung in unserem Lande eine große Bedeutung gehabt hat. Dank der kontinuierlichen interdisziplinären Zusammenarbeit zwischen Medizinern, Elektroakustikern und Pädagogen wurde es schließlich möglich, deren Ergebnisse im Rahmen jährlicher „Arbeitstagungen für Hörerziehung“ auf Burg Feuerstein bei Erlangen einem größeren Kreis von Fachpädagogen zugänglich zu machen. Die Tatsache, daß im Oktober 1990 die 29. Arbeitstagung für Hörerziehung auf Burg Feuerstein durchgeführt wurde, ist zweifellos ein Beweis dafür, daß sich die interdisziplinäre Zusammenarbeit zwischen den Fachmedizinern, den Elektroakustikern und den Gehörlosenpädagogen als stabil und ertragreich erwiesen hat (Kröhnert 1986, S. 29).

Nicht nur die Aufgaben, die in der praktischen Audiometrie und Hörerziehung zu lösen sind, machen es erforderlich, interdisziplinär zu arbeiten. Auch die „Rehabilitation von Cochlear-Implant-Kindern“ ist, wie die personelle Zusammensetzung dieser Veranstaltung sowie die sich aus ihr ergebende thematische Vielfalt zeigt, auf die Zusammenarbeit verschiedener Disziplinen angewiesen. Folglich kann jeder einzelne, der hier mit einem Beitrag zu Worte kommt, in der Regel nur einen fachspezifischen Ansatz zur Geltung bringen, der – was mich anbetrifft – gehörlosenpädagogisch ausgerichtet ist.

Um den geschichtlichen Aspekt noch einmal aufzunehmen, ist es erforderlich, die hörerzieherischen Maßnahmen zu analysieren, die im Zuge der Zweiten Hörbewegung zutage getreten sind. Zumeist waren es unterrichtliche Konzepte, denen das Prinzip der Hörerziehung einverleibt wurde, so z. B. im „Ganzheitlichen Sprachunterricht“ von Erwin Kern oder im „Aufbauenden Verfahren“ von Clemens Schuy. In jeder dieser beiden Konzeptionen, so divergent diese auch waren, hatte die Hörerziehung einen additiven Charakter. Zwar wurde sie im Ganzen der unterrichtlichen Bemühungen als eine wertvolle Hilfe für die Persönlichkeitsbildung angesehen, doch wurde ihr keine dominierende Rolle zuteil. Die Gehörlosenpädagogen waren vielmehr der Meinung, daß die mehr oder weniger gravierende Hörschädigung der Kinder es als sinnvoll erscheinen läßt, die verschiedenen Sinneskanäle für die Kommunikationsvorgänge zu nutzen und das Senden und Empfangen von Sprache polysensorisch zu vollziehen (Breiner 1982, S. 1042ff.). In jüngerer Zeit ist hier jedoch ein Wandel zu beobachten, und zwar dergestalt, daß dem unisensorischen Sprachlernprozeß der Vorrang gegeben wird. Es ist dies ein Lernprozeß, bei welchem der auditive Sinneskanal dominiert. Wie Löwe ausgeführt hat, lassen sich Ansätze einer unisensorischen Hörerziehung vereinzelt bereits in früheren Jahrhunderten nachweisen. Doch waren die Möglichkeiten, diese für die Förderung gehörloser Kinder zu nutzen, noch niemals so groß wie heute. Wir leben in einer Zeit, die u. a. dadurch gekennzeichnet ist, daß die Theorie und Praxis der Frühförderung bereits eine relativ weite Verbreitung gefunden hat. Das heißt, wir verfügen gegenwärtig über alle wesentlichen Voraussetzungen, die erforderlich sind, um gehörlose und hochgradig hörgeschädigte Kinder frühzeitig zu erkennen und zu erfassen. Uns ist ferner eine Hörgeräteversorgung verfügbar, wie wir sie niemals zuvor gehabt haben, und zwar nicht nur in unserem Lande, sondern auch in zahlreichen anderen Industriestaaten der Erde, sei es in Europa, Amerika, Australien oder im Fernen Osten. Die Förderung gehörloser Kinder hat durch das Prinzip der „unisensorischen Hörerziehung“ eine neue Qualität gewonnen, und es scheint mir deshalb berechtigt zu sein, von einer „Dritten Hörbewegung“ zu sprechen. Um zu vermeiden, daß der Begriff der „Unisensorischen Hörerziehung“ einer Fehlinterpretation erliegt, sei darauf hingewiesen, daß die Ausnutzung des auditiven Sinneskanals im Zuge des Sprachlernprozesses wohl eine Vorrangigkeit genießt, nicht aber als ein Ausschließlichkeitsprinzip verstanden werden kann. Zunächst sind die Bezugspersonen des Kindes bestrebt, die auditiven Fähigkeiten des Kindes derart auszunutzen, daß auf das Ablesen der Sprache vom Munde verzichtet werden kann, und war so lange wie irgend möglich. Erst wenn das Kind gelernt hat, seine Aufmerksamkeit auf das Hören zu richten und das Gesprochene über das Ohr wahrzunehmen, kann das Ablesen der Sprache vom Munde hinzutreten. Auf diese Weise führt auch die unisensorische Sprachwahrnehmung dazu, daß das Hören und Sehen von Sprache allmählich miteinander verschmelzen und damit die Kommunikationsfähigkeit des gehörlosen Kindes mehr und mehr entwickelt wird (Kröhnert 1990, S. 74–80).

Fragen wir nach den Ursachen, die dazu beitgetragen haben, dem Hörenlernen einen absoluten Vorrang in der Sprachwahrnehmung Gehörloser zu geben, so werden wir vor allem auf zwei Momente verwiesen:

1. Angeregt durch Modelle der vorschulischen Erziehung im Ausland, insbesondere durch die Konzeptionen von Alexander und Irene Ewing in Manchester sowie von Antonius van Uden in den Niederlanden, sind auch in unserem Lande Einrichtungen im Bereich der Frühförderung, also für Kinder im Alter von 0–3 Jahren, entstanden, die der auditiven Sprachwahrnehmung eine Priorität verleihen.
2. Die Komplexität der Aufgabenstellung, die der Gehörlosenpädagoge vor allem in der Frühförderung in diagnostischer, pädagogischer und therapeutischer Hinsicht zu bewältigen hat, setzt voraus, daß er mit Vertretern der Nachbardisziplinen aufs engste zusammenarbeitet und daß er deren Erkenntnisse seinen pädagogischen Interventionen zugrundelegt. Insbesondere die Meidizin spielt hierbei eine entscheidende Rolle. Sowohl die Neurophysiologie als auch die Audiologie haben durch ihre Forschungsbeiträge Voraussetzungen dafür geschaffen, daß in der Frühförderung Gehörloser eine entscheidende Wendung vollzogen werden konnte. Seitdem wissenschaftlich erkannt worden ist, daß die für das Hörenlernen verantwortlichen Nervenbahnen bis zum Ende des 18. Lebensmonats in adäquater Weise erregt werden müssen, wenn ihre Ausreifung stattfinden soll, hat die Frühförderung einen entscheidenden Stellenwert im Ganzen der Erziehung gehörloser Kinder erhalten (Kröhnert 1990b, S. 1–13).

Unter der Voraussetzung, daß die Gehörlosigkeit bzw. hochgradige Schwerhörigkeit eines Kindes früh erkannt worden ist und daß eine eingehende Diagnose mit nachfolgender Hörgeräteanpassung durchgeführt werden konnte, besteht die Chance, daß das Kind vor dem Abgleiten in den Zustand der Gehörlosigkeit bewahrt bleibt. Es muß allerdings gewährleistet sein, daß das Kind in unmittelbarem Zusammenhang mit der Anpassung der Hörgeräte einer intensiven hörgerichteten Erziehung zugeführt wird, die von qualifizierten Frühförderern und den Eltern des Kindes gemeinsam in Angriff genommen wird. Auf diese Weise wird aus dem vermeintlich gehörlosen Kind ein mehr oder weniger hochgradig schwerhöriges Kind.

In einem Internationalen Symposion, das im November 1989 in Hohenems, Österreich, durchgeführt wurde und das unter dem Thema „Aufgaben und Probleme der Frühförderung gehörloser und schwerhöriger Kinder unter dem Aspekt der Begabungsentfaltung" stand, haben Wissenschaftler verschiedener Disziplinen, insbesondere der Neuroanatomie, der Hörphysiologie und der Psychophysik, ferner der Psycho- und Neurolinguistik, der Phoniatrie und Pädaudiologie, schließlich auch der Gehörlosenpädagogik und der Psychologie Fragen der Lautsprachentwicklung aufgrund auditiver Reize unter besonderer Berücksichtigung des Einsatzes moderner hörtechnischer Hilfen diskutiert.

Das Ergebnis dieses Symposions wurde in den „Liechtensteiner Grundsätzen vom 13. November 1989" zusammengefaßt. Aus diesen Grundsätzen seien folgende Feststellungen angeführt:

„1. Es ist zu bedenken, daß die auditive Wahrnehmung der Lautsprache in der Anbahnungsphase durch das gleichzeitige Angebot von visuellen Reizen erschwert werden kann. Der Hörerziehung hat das Primat zu gelten.
2. Die Diagnose ‚Gehörlosigkeit' ist zu einem frühen Zeitpunkt nicht als endgültig zu betrachten, weil trotz Vorliegens eines gravierenden physiologischen Hörverlustes bei guter apparativer Versorgung und hörgerichteter Frühförderung sich eine funktionelle Hörfähigkeit entwickeln kann. Deshalb ist eine frühestmögliche, optimale und kontinuierliche Hörgeräteversorgung sicherzustellen und die Entwicklung angemessener Förderkonzepte zu ermöglichen" (Bericht über das Internationale

Symposion vom 10.–13. November 1989 in Hohenems, Österreich, 1989, S. 360f.)."

Es sind nicht nur die wissenschaftlichen Erkenntnisse in bezug auf die neuronale und funktionale Entwicklung des Zentralnervensystems, die verantwortungsbewußte Gehörlosenpädagogen im Laufe des letzten Jahrzehnts von der „Notwendigkeit einer auditiv-oralen Erziehung gehörloser Kinder" im Sinne von Diller überzeugt haben (Diller 1988, S. 124). Auch die Tatsache, daß mehr als 90% aller gehörlosen bzw. hochgradig hörgeschädigten Kinder hörende Eltern haben, die die Entwicklung ihres Kindes in den ersten Lebensjahren prägen (Diller 1989b, S. 37) und die seine Förderung nicht mittels Gebärden, die sie sich selbst erst aneignen müßten, durchgeführt wissen wollen, sondern mit Hilfe eines hörgerichteten Lautspracherwerbs, muß dazu führen, daß diesem Konzept der Vorrang gegeben wird. Ein solcher Weg, der auf einer intensiven Hörerziehung basiert, ist für Eltern, Geschwister und alle weiteren Bezugspersonen des Kindes der einzig mögliche, sofern diese muttersprachlich operieren wollen und selbst nicht gehörlos sind.

Das Konzept der Lautspracherziehung trägt ferner dazu bei, das hörgeschädigte Kind davor zu bewahren, daß es in eine geistige und gesellschaftliche Isolierung gerät. Denn der Sprachlernprozeß, der auditiv-oral angebahnt wird, ist an der Sprache der Hörenden orientiert. Indem das gehörlose Kind von frühestem Alter an ständig auditiv stimuliert wird und lernt, Sprache durch Hören zu diskriminieren, erwirbt es nicht nur eine Hörfähigkeit, sondern auch eine Sprach- und Sprechfähigkeit, wie es früher nicht üblich, ja nicht einmal denkmöglich war. Eine solche Entwicklung gehörloser Kinder zur Lautsprache hin resultiert aus dem Zusammenkommen jener Faktoren, die bereits genannt worden sind, wie die frühe Diagnostik und Hörgeräteversorgung sowie die ständige Hörerziehung auf unisensorischer Grundlage.

Angeregt durch pädagogische Erfahrungen in den USA, in England und in den Niederlanden hat sich auch im deutschsprachigen Raum im Laufe der letzten Jahrzehnte ein allmählicher Auf- und Ausbau der lautsprachorientierten Frühförderung vollzogen, der heute zwar noch nicht abgeschlossen ist, der aber doch schon eine

Anzahl bedeutsamer Frühförderzentren entstehen ließ. Ich denke an das „Internationale Beratungszentrum für Eltern hörgeschädigter Kinder" in Meggen unter der Leitung von Susanna Schmid-Giovannini, an die „Beratungsstelle für Hörbehinderte" beim Bezirksamt in Berlin-Neukölln unter der Leitung von Gottfried Aust und Klaus Berger. Ferner sind hier zu nennen das „Früherkennungs- und -behandlungszentrum" an der Kinderklinik in Minden unter der Leitung von Helmut Kuke in Verbindung mit dem „Förderverein Eltern und Freunde hörbehinderter Kinder e. V." in Minden unter dem Vorsitz von Annette Düker sowie die „Stationäre Wechselgruppe" an der Johannes-Vatter-Schule in Friedberg/Hessen unter der Leitung von Gottfried Diller. Allen Einrichtungen gemeinsam ist die Tatsache, daß sie der Erziehung hörgeschädigter Kinder neue und entscheidende Impulse verliehen haben. Zu nennen sind das Prinzip der „Unisensorischen Hörerziehung", der „Muttersprachliche Unterricht", die „Integrative Beschulung", die Bereitschaft, sich mit der Theorie und Praxis der „Cochlear-Implantation" auseinanderzusetzen.

Das Prinzip der „Unisensorischen Hörerziehung" und die Förderung von Kindern, die mit einem Cochlear Implant versorgt wurden, haben, wenn ich es recht sehe, eine besondere Affinität zueinander. Das Prinzip der „Unisensorischen Hörerziehung", das übrigens als ein Übungsprinzip, nicht aber als ein Kommunikationsprinzip verstanden werden muß, macht sich jene Faktoren der gesprochenen Sprache zunutze, die ohnehin das Senden und Empfangen von Sprache begünstigen, nämlich die sog. prosodischen Merkmale wie Rhythmus, Melodie, Dauer und Intensität. In den Kontext einer „Unisensorischen Hörerziehung" gehört demgemäß auch eine permanente rhythmisch-musikalische Erziehung, wie sie von namhaften Pädagogen in die Erziehung gehörloser und hochgradig schwerhöriger Kinder eingeführt wurde. Zu erwähnen sind hier beispielsweise Karl Hofmarksrichter, Antonius van Uden, Claus Bang.

Obgleich der Begriff der „Unisensorischen Hörerziehung" im Kreise von Fachpädagogen nicht selten problematisiert wird mit dem Ziel, ihn durch andere Bezeichnungen zu ersetzen, etwa durch den Begriff der „Auditiv-oralen Erziehung" im Sinne von Diller (1988), sind sich die Vertreter einer modernen lautsprachorientierten Förderung hörgeschädigter Kinder doch darin einig, daß das gemeinsame Ziel aller Beteiligten ein „hörgerichteter Spracherwerb" sein sollte. Die Beteiligten stimmen darin überein, daß auch „hörgeschädigte Kinder in der Lage sind, über eine intensive lautsprachlich orientierte Hörerziehung eine natürliche Sprachentwicklung zu durchlaufen". Allerdings wird man hinzufügen müssen, „daß dieser Prozeß gegenüber normalhörenden Kindern entsprechend langfristig anzusetzen ist" (Rehburg-Traemann 1990, S. 27).

Namhafte Vertreter der Physiologie und der Neuropathologie in der Bundesrepublik Deutschland, Rainer Klinke vom Klinikum der Johann-Wolfgang-Goethe-Universität, Frankfurt am Main, und Wolfgang Schlote vom Max-Planck-Institut für Hirnforschung, ebenfalls Frankfurt am Main, haben im Rahmen des Internationalen Symposions „Hohenems 1989" u.a. darauf hingewiesen, daß die Reifung der menschlichen Hörbahn in den ersten Lebensjahren erfolgt, sofern dieser Prozeß durch die Ausnutzung der vorhandenen Hörreste beeinflußt wird. „So ergibt sich... für die Förderung schwerhöriger und gehörloser Kinder... die Konsequenz, daß eine spezielle Schulung unbedingt in der Anfangszeit der kritischen Reifungsphase, also schon in den ersten Lebensjahren beginnen muß" (Klinke 1990, S. 78f.). Andernfalls besteht die Gefahr, daß das Kind einer „akustischen Deprivation" zum Opfer fällt.

Wie bereits erwähnt wurde, ist die Förderung des Kindes im Sinne eines „Hörgerichteten Spracherwerbs" davon abhängig, daß ihm optimale hörtechnische Hilfen zur Verfügung gestellt werden. Hierunter sind nicht nur die in der Gehörlosenpädagogik gängigen Hörgeräte und Vielhöreranlagen zu verstehen, sondern auch die heute verfügbaren Cochlear-Implantate. Im Hinblick auf die Möglichkeit, einem Kind eine solche Implantation angedeihen zu lassen, sagt Klinke: „Ich halte diese Methode im übrigen für sehr vielversprechend. Sie ist die einzige, mit deren Hilfe die sonst nutzlos herumliegenden auditorischen Hirnanteile, die immerhin etwa 10% unserer Gehirnmasse ausmachen, wieder nutzbar zu machen sind. Damit lassen sich gleichzeitig auch andere Sinneskanäle entlasten, etwa der visuelle oder der taktile, die bei der Ausübung eines Sinnesvikariats schnell überlastet sind. Aber auch hier muß natürlich eine Operation vor Beendigung der kritischen Phase erfolgt sein" (Klinke 1990,

S. 79). Diese Feststellung aus der modernen Hörphysiologie ist meiner Auffassung nach der beste Beweis dafür, wie sehr die Theorie und Praxis eines „Hörgerichteten Spracherwerbs“ mit den Grundsätzen der Cochlear-Implantation verzahnt ist.

Wenn wir die wissenschaftlichen Erkenntnisse ernstnehmen, die in jüngerer Zeit von verschiedenen medizinischen Disziplinen gewonnen wurden, dann müssen wir alles in unseren Kräften Stehende tun, um den uns anvertrauten Kindern die ihnen zustehenden Entwicklungsmöglichkeiten zu geben. Dann müssen wir dafür sorgen, daß jedes taube Kind von seinem frühesten Lebensalter an ein auditives Anregungspotential erhält, wie es besser nicht sein kann. Es ist nicht damit getan, gelegentlich mit ihm einige Hörübungen zu veranstalten, wie es von einigen fachfremden Akademikern gefordert wird, die sonst nur mit der Gebärdensprache operieren wollen. Das gehörlose Kind muß vielmehr in einer „auditorischen Umgebung“ (Lehnhardt) groß werden, in einer Welt der Klänge und Geräusche, der Musik und der Sprache. Wer jemals die Frühförderzentren betreten hat, in denen die akustischen Phänomene zur Geltung kommen, welche das kindliche Leben bestimmen, sei es in Meggen oder in Berlin, in Friedberg oder in Minden, der wird sich davor hüten, weiterhin in den Gebärden oder gar der Gebärdensprache das Allheilmittel der Gehörlosenpädagogik zu sehen.

Nicht anders kann die Situation in diesem Hause sein, in dem es darum geht, Kinder mit Cochlear-Implantaten zu versorgen. Auch hier kann nur das Hörenlernen „rund um die Uhr“ die pädagogische Atmosphäre bestimmen. Das ist es, was hörgeschädigte Kinder benötigen. Die Hörerziehung, die früher nur ein Weg unter mehreren war, ist heute zu einer zentralen Angelegenheit einer Pädagogik geworden, die künftig mehr als jemals zuvor die Verantwortung dafür tragen wird, ob ein Kind sein Leben als hochgradig Hörgeschädigter führen kann oder ob es der Taubheit und Stummheit verhaftet bleiben wird.

Literatur

Alich G (1960) Zur Erkennbarkeit von Sprachgestalten beim Ablesen vom Munde. Inauguraldissertation, Bonn 1960

Blau A (1966) Gehörlosenschule. In: Lesemann G (Hrsg) Beiträge zur Geschichte und Entwicklung des deutschen Sonderschulwesens. Marhold, Berlin, S 19–54

Bodenheimer AR (1978) Die Taubheit – Die Barriere als Brücke. In: Schulte K, Katein W (Hrsg) Wissenschaftliche Beiträge aus Forschung, Lehre und Praxis zur Rehabilitation behinderter Kinder und Jugendlicher, Bd 16. Neckar-Verlag, Villingen-Schwenningen

Braun A (1986) Gestaltkriterien für eine Hörerziehung nach erfolgter Innenohr-Implantation aus pädagogischer Sicht. In: Innenohr-Implantate. Materialsammlung vom 3. Multidisziplinären Kolloquium der GEERS-Stiftung am 14. und 15. April 1986 bei der Deutschen Forschungs- und Versuchsanstalt für Luft- und Raumfahrt e. V. Köln/Bonn. Dortmund 1986, S 117–121

Breiner H (1982) Erarbeitung der äußeren Seite der Sprache und kommunikative Hilfsmittel. In: Jussen H, Kröhnert O (Hrsg) Handbuch der Sonderpädagogik, Bd 3: Pädagogik der Gehörlosen und Schwerhörigen. Marhold, Berlin, S 141–163

Diller G (1988) Zur Notwendigkeit einer auditiv-oralen Erziehung gehörloser Kinder. In: Sprache – Stimme – Gehör. Z Kommunikationsstör 12: 124–127

Diller G (1989 a) Ein Leben in zwei Welten – Integration aus der Sicht der Frühförderung hörgeschädigter Kinder in Hessen. In: Bund Deutscher Taubstummenlehrer (Hrsg) Leben in zwei Welten – Zur Integration Hörgeschädigter. Internationale Fachtagung vom 15.–17. September 1988 in Berlin. Berlin, S 162–175

Diller G (1989 b) Frühförderung – ein Beitrag zur Integration hörgeschädigter Kinder. Hörgeschädigtenpädagogik 43: 35–41

Epée C de l' (1776) Institution des sourds et muets par la voie des signes méthodiques. Paris 1776

Heinicke S (1912) Beobachtungen über Stumme und über die menschliche Sprache. Hamburg 1778. In: Schumann G, Schumann P (Hrsg) Samuel Heinicke's Gesammelte Schriften. Leipzig, S 73

Klinghammer H-D (1967) Sprachverwirrung – ein Hindernis für sachgemäße Differenzierung. Ein Beitrag zur Terminologie. In: Bildung und Erziehung Hörsprachgeschädigter im Spannungsfeld zwischen Tradition und Fortschritt. Tagungsbericht der XXIII. Versammlung des Bundes Deutscher Taubstummenlehrer. Aachen 1967, S 79–98

Klinke R (1990) Hörentwicklung beim Kleinkind. In: Stiftung zur Förderung körperbehinderter Hochbegabter (Hrsg) Aufgaben und Probleme der Frühförderung gehörloser und schwerhöriger Kinder unter dem Aspekt der Begabungsentfaltung. Bericht über das Internationale Symposion vom 10.–13. November 1989 in Hohenems, Österreich. Vaduz 1990. Himmer, Augsburg, S 73–81

Kröhnert O (1986) 25. Tagung für Hörerziehung auf Burg Feuerstein – ein Forum interdisziplinärer Lehre und Forschung im Bereich der Gehörlosenpädagogik. In: Bund Deutscher Taubstummenlehrer (Hrsg) Bericht über die Arbeitstagung für Hörerziehung auf Burg Feuerstein vom 29.9. bis 3.10.1986, S 11–31

Kröhnert O (1990a) Umbruchtendenzen in der Gehörlosenpädagogik der Gegenwart. in: Jussen H, Claußen H (Hrsg) Chancen für Hörgeschädigte. Reinhardt, München 1990, S 74–80

Kröhnert O (1990b) Isolation oder Integration? – Gehörlosenpädagogik am Scheideweg. In: Seyd W, Schulz R (Hrsg) Arbeit – Bildung – Gesellschaft, Bd 9: Beiträge zur Integrativen Pädagogik. Hamburger Buchwerkstatt, Hamburg, S 1–13

Löwe A (1986) Hörpädagogische, pädaudiologische, ethische und psychologische Gesichtspunkte bei Innenohr-Implantaten. Einführung in das Thema. In: Innenohr-Implantate. Materialsammlung vom 3. Multidisziplinären Kolloquium der GEERS-Stiftung am 14. und 15. April 1986 bei der Deutschen Forschungs- und Versuchsanstalt für Luft- und Raumfahrt e. V. Köln/Bonn. Dortmund 1986, S 104–106

Löwe A (1989) Ein Überblick über die Geschichte der Hörerziehung aus europäischer Sicht. In: Internationales Beratungszentrum Meggen. Leitung: Schmid-Giovannini S (Hrsg) Auditory-Verbal International Incorporation. 1. Kongreß in Europa. 2.–4. Oktober 1989 in Berchtesgaden. Zürich 1989, S 11–20

Pfingsten GW (1802) Vieljährige Beobachtungen und Erfahrungen über Gehörfehler der Taubstummen. Kiel 1802

Rehburg-Traemann C (1990) Zur Frage der pädagogischen Problematik von Cochlear-Implantationen bei Gehörlosen unter dem Aspekt der Nachgehenden Fürsorge. Wissenschaftliche Hausarbeit, Hamburg 1990 (unveröffentlicht)

Schlote W (1990) Grundlagen der neurophysiologischen Entwicklung von Kindern im Vorschulalter. In: Stiftung zur Förderung körperbehinderter Hochbegabter (Hrsg) Aufgaben und Probleme der Frühförderung gehörloser und schwerhöriger Kinder unter dem Aspekt der Begabungsentfaltung. Bericht über das Internationale Symposion vom 10.–13. November 1989 in Hohenems, Österreich. Vaduz 1990. Himmer, Augsburg, S 37–60

Schumann P (1912) Biographische Einleitung zu Samuel Heinickes Gesammelte Schriften. Hrsg G und P Schumann. Leipzig 1912, S VIII

Uden A van et al. (1987) Sprachaufbau durch Gesprächsmethode. In: Praxis der Lautspracherziehung heute. Fachtagung zur 150-Jahr-Feier der Hör-Sprachbehinderten-Schule Wilhelmsdorf – Haslachmühle – Altshausen – Ravensburg. Ravensburg 1987. Wartenberg, Hamburg, S 66–95

Das 22kanalige Nucleus Cochlear-Implant-System jetzt auch für Kinder

M. Lehnhardt

Mehr als 3000 Patienten wurden weltweit mit dem Cochlear Implant der Fa. Cochlear/Sydney versorgt, und innerhalb Europas wird es in 14 Ländern verwendet.

Die Diskussion, ob Cochlear Implants auch für Kleinkinder – ertaubte und gehörlos geborene – indiziert sind, war zunächst mit großer Vehemenz, viel Engagement und sehr kontrovers geführt worden. Am 27. Juni 1990 bekam diese Diskussion eine neue Dimension. An diesem Tage sprach die amerikanische Food- and Drug-Administration (FDA), das Pendant zum Bundesgesundheitsamt, die Zulassung speziell auch für Kinder aus, 5 Jahre nachdem Ende Oktober 1985 schon die Zulassung für Erwachsene erteilt worden war. Für Kinder im Alter zwischen 2 und 17 Jahren, die vollständig taub sind und keinen Nutzen von Hörgeräten oder vibrotaktilen Geräten haben, ist das Nucleus Mini System 22 danach geeignet, ein auditives Empfinden über die Elektrostimulation des Hörnervs herzustellen. Den Nachweis der Nutzlosigkeit von Hör- oder vibrotaktilen Geräten hält die FDA für erbracht, wenn es dem Kind bei einer altersadäquaten, sog. „Closed-set-word-identification"-Aufgabe, keine Verbesserung bringt. Im „Closed set" wird dem Kind nur eine begrenzte Anzahl von Wörtern zur Auswahl angeboten; es muß dasjenige auswählen, das es meint gehört zu haben.

Als weitere Prämisse forderte die FDA, die Familie und (wenn schon möglich) das Kind sollten entsprechend motiviert sein und ein realistisches Erwartungsniveau haben.

Die Herstellerfirma hatte von sich aus an das eigene Produkt sieben Ansprüche gestellt; das 22kanalige Cochlear Implant sollte folgendes ermöglichen:

1. Wahrnehmung von Umweltgeräuschen und Sprache,
2. Erkennen (Identifikation) von Umweltgeräuschen aus einem geschlossenen Set von Alternativen,
3. Erkennen von zeitlichem Verlauf und Rhythmus der Sprache ohne Lippenlesen,
4. Erkennen von Wörtern aus einer limitierten Liste von Alternativen ohne Lippenlesen,
5. Verstehen (Rekognition) von Sprache ohne Lippenlesen,
6. Verbesserung der Fähigkeit des Lippenlesens,
7. Verbesserung der Sprachproduktion.

Diese Forderungen wurden von der FDA als erfüllt anerkannt, allerdings in unterschiedlichem Ausmaß. So gilt die Wahrnehmung von Umweltgeräuschen und Sprache für alle Patienten als erfüllt, das Erkennen von Umweltgeräuschen aus einem geschlossenen Set bei 34–52% des Kollektivs, das Erkennen des zeitlichen Verlaufs und des Rhythmus der Sprache ohne Lippenlesen sowie von Wörtern aus einem „Closed set“ für mehr als 52% des Kollektivs. Das Verstehen von Sprache war erreicht bei 5–34% der Kinder, die Verbesserung der Fähigkeit des Lippenlesens bei 34–52% und die Verbesserung der Sprachproduktion bei mehr als 52% der Kinder.

Die Effektivität des Cochlear Implant wurde bei 80 Kindern getestet, und zwar sowohl bei ertaubten als auch taubgeborenen. Somit hat die FDA das Nucleus System auch für die taubgeborenen Kinder ausdrücklich zugelassen. Die 80 Kinder (darunter 55% prälingual, d.h. vor dem zweiten Lebensjahr ertaubte und von diesen sogar mehr als die Hälfte taub geboren) hatten im Januar 1990 mehr als ein Jahr Erfahrung mit dem Cochlear Implant gehabt (Abb. 1). Das Durchschnittsalter zum Zeitpunkt der Cochlear-Implant-Versorgung betrug ~10 Jahre. Der Zeitpunkt der Ertaubung lag durchschnittlich bei fast 3 Jahren unter Einschluß auch der Taubgeborenen und einem Ertaubungsalter von bis zu 15 Jahren. Ein anderer, für das zu erwartende Ergebnis ausschlaggebender Faktor, die Dauer der Ertaubung, ist in dem von der FDA berücksichtigten Patientengut mit 7 Jahren angegeben (bei einer Bandbreite von 6 Monaten bis zu etwa 16 Jahren). In der Art der Erziehung überwiegt mit 43% die sog. „total communication“, die sich vorwiegend der Zeichenspra-

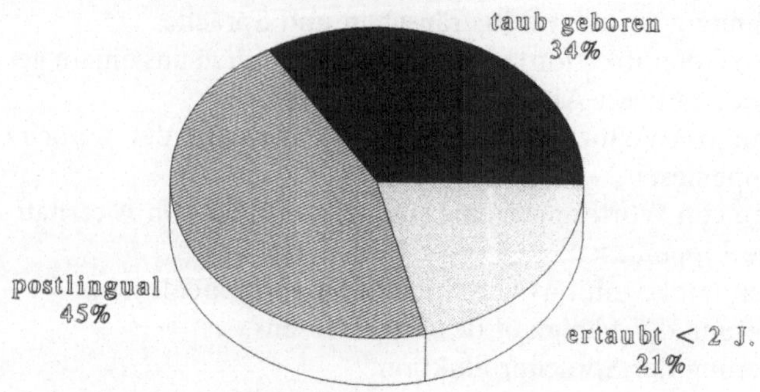

Abb. 1. Von den 80 für die Zulassung durch die FDA über >12 Monate (Januar 1990) beobachteten Kindern waren mehr als die Hälfte taub geboren oder in den ersten zwei Lebensjahren ertaubt

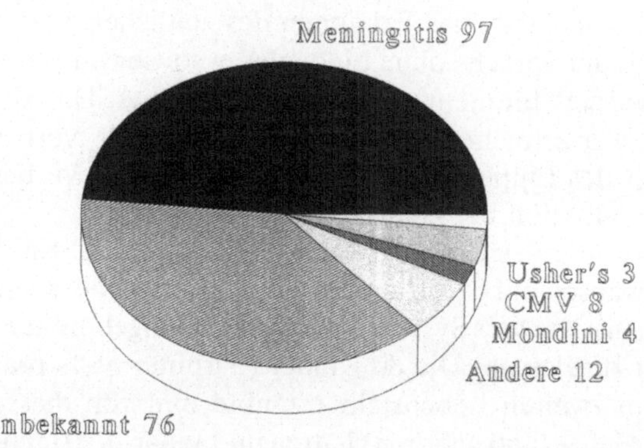

Abb. 2. Von insgesamt 200 der FDA präsentierten Kindern mit dem Cochlear Implant war etwa die Hälfte durch Meningitis ertaubt, bei vielen – vor allem den taub geborenen – Kindern war die Ursache der Taubheit nicht zu erkennen. In Europa hat sich eine ganz ähnliche Verteilung ergeben

che bedient; 38% der Kinder waren auditiv/oral und 19% in „Cued speech" erzogen worden. „Cued speech" ist ein durch Zeichenhilfe unterstütztes Lippenlesen.

Die Gründe für die Ertaubung sind bei den in der FDA-Studie präsentierten insgesamt 200 Kindern sehr ähnlich denen, die W.

House schon 1985 für seine mit dem 3M-System implantierten Kinder angegeben hat und die wir in den letzten Jahren auch in Europa sehen: Etwa die Hälfte der Kinder war infolge von Meningitis ertaubt, weitere 38% aus ungeklärter Ursache, der Rest durch Zytomegalovirus, Röteln, Mondini-Mißbildung der Schnecke, Usher-Syndrom, Meningoenzephalitis, Trauma, Ototoxika, andere Virusinfektionen oder durch Komplikationen bei der Geburt (Abb. 2).

Die Kenntnis dieser demographischen und medizinischen Daten ist wichtig für die kritische Bewertung der Resultate. Tatsächlich ist der schlüssige und unanfechtbare Beweis dafür, daß Kinder vom Cochlear Implant mehr profitieren als von Hörgeräten oder von vibrotaktilen Geräten, nicht leicht zu erbringen. Die Einwände richten sich vor allem gegen die Vergleichbarkeit:

- entweder sind es unterschiedliche Kinder mit unterschiedlichen Überlebensmustern der Hörnervenfasern sowie unterschiedlicher Intelligenz und Motivation
- oder es ist dasselbe Kind in einer unterschiedlichen Entwicklungsphase, d. h. es war vor der Versorgung mit dem Cochlear Implant jünger und entwickelte sich deshalb langsamer
- oder das Kind wurde überhaupt erst nach der Cochlear-Implant-Versorgung effektiv unterrichtet.

Den Versuch eines Vergleichs unternehmen derzeit Ann E. Geers und Jean S. Moog aus dem Central Institute for the Deaf in St. Louis/Missouri. Die beiden Pädagoginnen berichteten anläßlich einer Konferenz in Indianapolis Ende Januar 1990 über ihr Vorhaben. Diese Untersuchung soll die Frage klären, ob Cochlear Implants oder vibrotaktile Hilfen oder akustische Hörhilfen oder eine Kombination dieser für die Entwicklung einer Lautsprache bei prälingual tauben Kindern am geeignetsten sind. Dafür wurden jeweils drei vergleichbare Kinder ausgewählt, jedes mit einem der Geräte versorgt und am Institut für ein 3jähriges Training aufgenommen. Zu beurteilen ist dann der Nutzen, der mit Hilfe der Geräte über den durch rein orale Ausbildung erzielten hinausgeht.

Inzwischen liegen die Ergebnisse des ersten Jahres vor. Alle Kinder erreichten bessere Leistungen, ungeachtet des verwendeten Gerätes. Außerdem zeigen die Cochlear-Implant-Gruppen schon jetzt eine gesteigerte Fähigkeit, Sprache rein auditiv zu verstehen. Andererseits blieben sie in der Sprachproduktion leicht hinter den anderen Gruppen zurück und unterscheiden sich in ihrer Kommunikationsfähigkeit nicht von den anderen. Die Autoren meinen, daß sich der leichte Nachteil in der Entwicklung der Lautsprache durch das Cochlear Implant wahrscheinlich in 2–3 Jahren ausgleichen wird.

An 41 Kindern im Alter bis zu 10 Jahren wurde versucht, die Leistungsfähigkeit bei Hörgeräteversorgung, bei vibrotaktilen Hilfen und mit Cochlear-Implantats zu vergleichen (Abb. 3). Die Kinder wurden präoperativ 8 Wochen bis 6 Monate lang intensiv trainiert. Damit sollte sichergestellt sein, daß eine wirkliche Optimalversorgung auch mit Hörgerät oder vibrotaktiler Hilfe vorlag, und man wollte gleichzeitig Verhaltensweisen schulen, die dann für die Anpassung des Sprachprozessors nützlich sind. In den zum Ver-

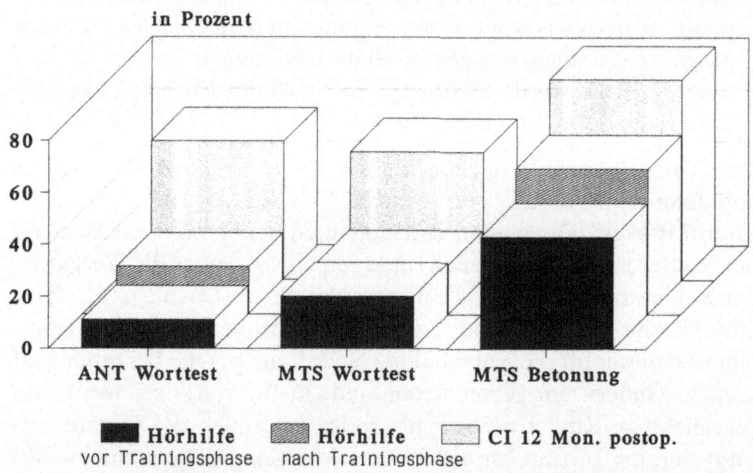

Abb. 3. In den verschiedenen Tests (*Abszisse*) hatte die Hörgeräteversorgung mit und ohne Training (HA Training prae/HA Training post) keinen nennenswerten Gewinn erbracht, wohl aber das Cochlear Implant nach einer 12monatigen Tragezeit ohne spezielle Rehabilitation (12 Monate nach Cochlear-Implantation)

gleich herangezogenen drei „Closed sets“ (ANT-Word, MTS-Word und MTS-Stress) zeigten die Kinder nach der präoperativen Trainingsphase nur geringe Fortschritte. Postoperativ aber war der Leistungsgewinn beachtenswert. Dieses Ergebnis läßt den Schluß zu, daß weder Hörgeräte noch vibrotaktile Hilfen den gleichen Zugang zur Sprachperzeption gewährleisten wie das Cochlear Implant. Dabei sei erwähnt, daß die Mehrheit der Cochlear-Implant-Kinder postoperativ keine spezielle Rehabilitation genossen, sondern in ihre normale Schulumgebung zurückkehrten und nur die Standardrehabilitation erhielten, wie sie allen hörgeschädigten Kindern zuteil wird.

Inwieweit steigert sich nun postoperativ die Leistungsfähigkeit der Kinder bei den prosodischen Aufgaben, in „Closed-set“-Tests, in „Open-set-Speech“-Tests, in der Sprachproduktion, in der Fähigkeit des Lippenlesens und all den Anforderungen, die die australische Herstellerfirma an ihr Gerät gestellt hat?

Zur Beantwortung dieser Fragen wurden den Kindern jeweils dieselben Tests prä- und postoperativ angeboten, wobei die Tests dem Alter der Kinder und ihren Fähigkeiten angepaßt sein mußten, also nicht identisch waren. Das Testmaterial war auf Band aufgezeichnet angeboten worden, um gleiche prä- und postoperative Bedingungen sicherzustellen.

Die folgenden Abbildungen bedürfen einer ausführlichen Erklärung. Auf der Ordinate findet sich die Prozentzahl korrekter Angaben, auf der Abszisse sind die verschiedenen Tests aufgeführt, so z.B. Tests für das Erkennen prosodischer Merkmale; dazu gehört die Betonung in Wörtern, das Erkennen gleicher oder unterschiedlicher Wörter oder unterschiedlicher Wortlängen. Die Anzahl der jeweils getesteten Kinder ist mit *n* angegeben, die schwarze durchgezogene Linie weist auf die Zufallsrate hin. Der Unterschied zwischen dunkel dargestellten präoperativen Werten und den schraffierten postoperativen zeigt, daß die Mehrheit der Kinder eine deutliche Verbesserung ihrer Fähigkeit aufwiesen, Zeitmuster und Rhythmus der Sprache zu erkennen – und zwar ohne Lippenlesen (Abb. 4).

Die Abb. 5 verdeutlicht die bessere Identifikation im „Closed-set-speech“-Test, d.h. unter Verwendung bekannter Wörter und Phoneme, wieder ohne Lippenlesen. In Abhängigkeit vom Alter des

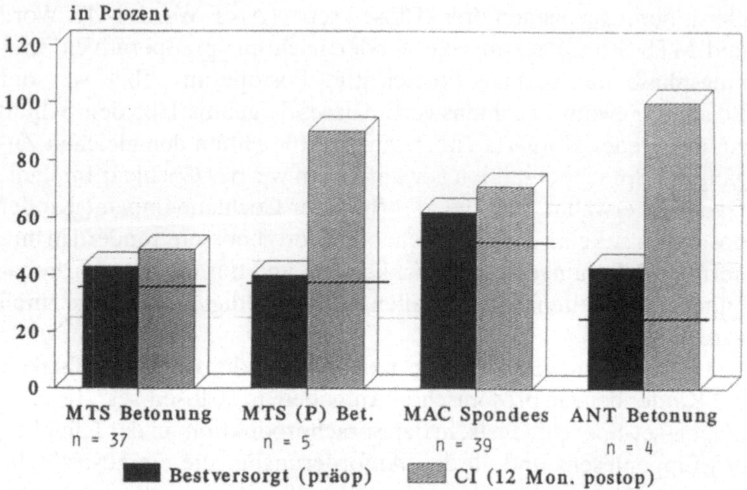

Abb. 4. Im Erkennen der Dauer und des Rhythmus' von Sprache (Prosodie) zeigten die Cochlear-Implant-Kinder – wieder in vier verschiedenen Tests gemessen (*Abszisse*) – vom Cochlear Implant einen deutlich größeren Gewinn als sie nach optimaler Hörgeräteversorgung gehabt hatten (*horizontale Linie* = Zufallsquote)

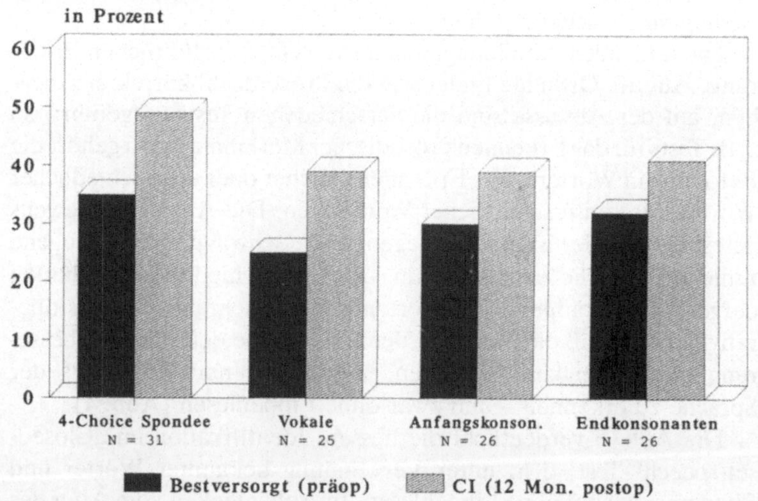

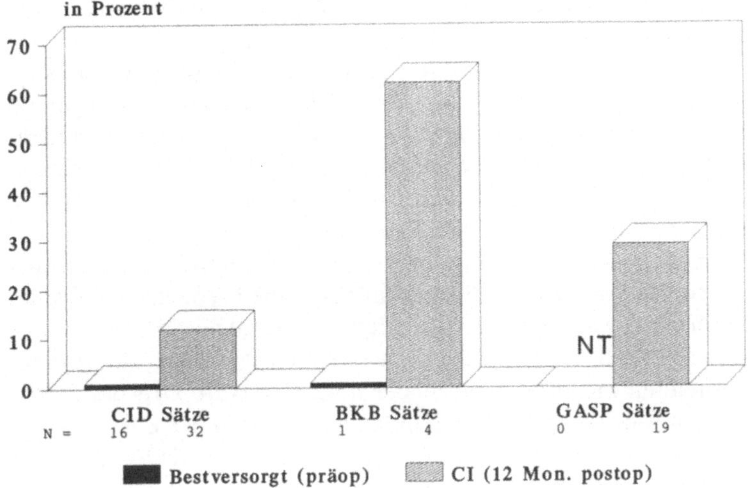

Abb. 6. Am deutlichsten war der Gewinn (vgl. Abb. 4 und 5) durch das Cochlear Implant bei der Worterkennung im offenen Test

Kindes werden die Wörter geschrieben oder in Bildern präsentiert. In allen Tests, einem Wort- und drei Phonemtests, sind postoperativ wesentliche Verbesserungen zu erkennen (Abb. 5).

Den „Open-set-speech"-Tests (Abb. 6) war keinerlei Training vorangegangen; das präsentierte Material war unbekannt, ebenso wie der Sprecher des auf Band aufgenommenen Materials. Keines der Kinder konnte präoperativ in „Open-set"-Tests bestehen. Für den sog. GASP-Test konnten deshalb nur postoperative Werte ermittelt werden, wie aus dem NT – „not tested" – hervorgeht. Sogar bei dem schwierigsten Test, dem CID-Sentence-Test, sind deutliche Verbesserungen in den Mittelwerten zu erkennen. Diese Werte – das

◀ **Abb. 5.** Weniger deutlich trat der Gewinn beim Erkennen von Vokalen, Anfangs- oder Endkonsonanten und beim Erkennen des richtigen von vier angebotenen Wörtern (4-Choice-Spondee) in Erscheinung

sei nochmals betont – beinhalten sehr früh, also perilingual ertaubte und auch kongenital taube Kinder.

Der unmittelbar quantitative Effekt des Cochlear Implants auf die Sprachproduktion läßt sich an Hand akustischer Messungen demonstrieren. Die Kinder mußten ein Wort wiederholen, einmal mit funktionierendem und einmal mit abgeschaltetem Sprachprozessor (Abb. 7). Die beiden Balken auf der linken Seite der Abbildung geben den durchschnittlichen Rückgang in der Frequenz des zweiten Formanten wieder, unmittelbar nachdem der Sprachprozessor ausgeschaltet worden war. Noch weiter geht die Frequenz des zweiten Formanten während der folgenden 20 min ohne Sprachprozessor zurück. Nach Wiedereinschalten steigt die Frequenz des zweiten Formanten wieder bis nahe an den normalen Wert. Drei der 13 Probanden waren nach diesen 20 min nicht mehr in der Lage, erkennbare Sprachmerkmale zu produzieren, entsprechende Vergleichsdaten fehlen deshalb.

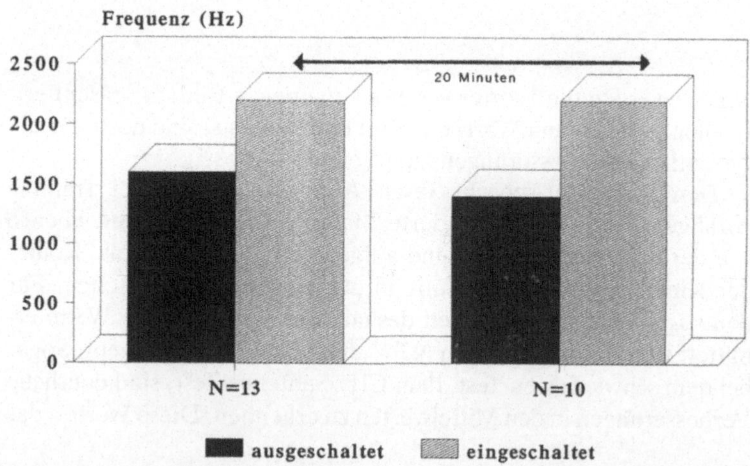

Abb. 7. Zur Prüfung der Sprachproduktion wurde der Anteil hoher Frequenzen in der Sprache nach Abschalten und dann 20 min später bei Wiedereinschalten des Sprachprozessors gemessen. Die schraffierten Säulen spiegeln den deutlich größeren Frequenzumfang mit Sprachprozessor wider

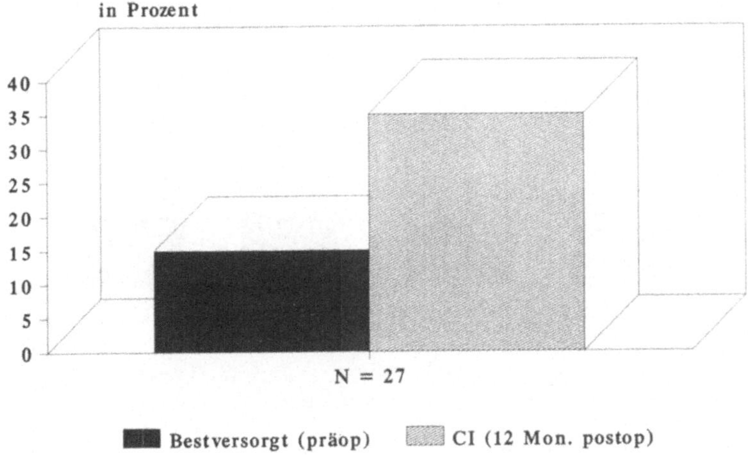

Abb. 8. Auch im McGarr-Test, bei dem die Sprachverständlichkeit durch einen unbefangenen Zuhörer beurteilt wird, zeigte sich nach 12 Monaten mit dem Cochlear Implant eine deutlich bessere Aussprache als vor der Implantation

Die Abbildung 8 versucht die Frage der Eltern zu beantworten, ob ihr Kind überhaupt so sprechen lernen wird, daß man es versteht. Im hier angeführten McGarr-Test müssen die Kinder Sätze wiederholen, die ihrem Alter und ihrer Entwicklung entsprechen. Die Sätze werden aufgezeichnet und von einem unvoreingenommenen Hörer auf ihre Verständlichkeit hin bewertet. Die in dieser Abbildung gezeigten Prozentzahlen geben die richtig erkannten Wörter im Verhältnis zur Gesamtzahl der gesprochenen Wörter an. Danach verdoppelte sich die Verständlichkeit von 17% auf 30,5% nach einiger Erfahrung mit dem Cochlear Implant.

Fast die Hälfte aller Kinder zeigten also deutliche Verbesserungen mit dem Cochlear Implant, praktisch alle Kinder konnten Geräusche und Töne wahrnehmen, fast 80% ließen eine Verbesserung der Sprachproduktion erkennen. 46% der Kinder hatten die Fähigkeit erworben, aufgezeichnete unbekannte Sprache zu verstehen.

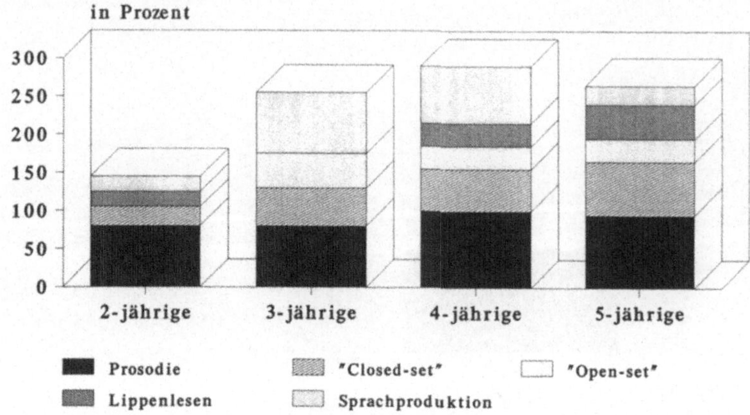

Abb. 9. Die Summation von fünf verschiedenen Testergebnissen (*unten*) läßt für die Zwei-, Drei-, Vier- und Fünfjährigen (*Abszisse*) jeweils bestimmte Eigenheiten erkennen. So hatten die Zweijährigen verständlicherweise noch keinen Gewinn im „Open set“. Insgesamt zeigten die Drei- und Vierjährigen die größten Fortschritte

Noch weiter differenziert – und dies erscheint im Hinblick auf die Frage sinnvoll, ob das Cochlear Implant auch für Kleinstkinder indiziert ist – ergibt sich folgendes Bild: Nicht verwunderlich ist es, daß die jüngsten Cochlear-Implant-Kinder, die Zweijährigen, die deutlichste Verbesserung im Erkennen prosodischer Merkmale zeigen, aber auch Verbesserungen in Closed-set-Tests, in der Fähigkeit des Lippenlesens und in den sprachlichen Äußerungen. Fortschritte in den Open-set-Tests sind erst ab dem 4. Lebensjahr zu erkennen. Komplexe Leistungen sind von den Kleinkindern ebensowenig zu erwarten wie von der Gruppe der Kinder, die von Geburt an taub sind (Abb. 9).

Häufig wird die Frage gestellt, ob gehörlose, also kongenital taube Kinder überhaupt mit einem Cochlear Implant versorgt werden sollen. Hierzu einige Fakten und Resultate:

In den USA wurden 27 kongenital taube Kinder erfaßt, die durchschnittlich mit 9 Jahren implantiert wurden; das jüngste war 2 Jahre und 10 Monate alt, das älteste 16 Jahre und 4 Monate. In mehr als zwei Drittel der Fälle war die Ursache der Taubheit unbekannt, im restlichen Drittel waren es Usher-Syndrom, Mondini-Mißbildung, Waardenburg-Syndrom, Zytomegalovirus, Röteln und hereditäre Ursachen.

80% der Kinder zeigten langfristig, d.h. ein Jahr nach der Implantation, einen Gewinn; 56% ließen Verbesserungen in den Aufgaben erkennen, die das Hören allein testen, und 81% in der Sprachproduktion.

In den Closed-set-Aufgaben steigerten 40% der Kinder ihre Leistungsfähigkeit, 3 von 27 Kindern schafften sogar das Open-set-Spracherkennen. Diese drei Kinder waren im Alter sehr unterschiedlich, eines war 5 Jahre, eines etwa 9 und eines etwa 16 Jahre alt gewesen. Alle drei verbesserten auch deutlich ihre Lautproduktion. Repräsentative Langzeitergebnisse fehlen bislang auch in den USA, wo immerhin schon 1985 mit der Nucleus Implantation bei Kindern begonnen wurde.

In Europa sind wir bislang nicht gezwungen, Implantate durch eine Behörde registrieren zu lassen. Hier muß lediglich die Sicherheit, die gefahrlose Nutzung durch den Träger nachgewiesen werden, nicht aber die Effektivität. Für die Zulassung in Deutschland ist der TÜV zuständig. Deswegen sind auch die Kliniken nicht gefordert, alle Daten nach einem bestimmten Schema offenzulegen. Entsprechend schwierig ist es für den Hersteller von Cochlear-Implants, an Informationen zu gelangen. Immerhin liegen Angaben über 55 von insgesamt 80 der bis Sommer 1990 in Europa implantierten Kinder vor.

In der Aufteilung von kongenital tauben und später ertaubten Kindern unterscheidet sich Europa von den USA insofern, als von den hier erfaßten Kindern nur knapp ein Drittel taub geboren war. Dies mag die größere Zurückhaltung der Europäer reflektieren. Banfais Patientengut hatte sich eher so wie das in den USA zusammengesetzt (38 von 46 implantierten Kindern im Alter von 4–18 Jahren waren taub geboren). Seine Ergebnisse mit gehörlosen Kindern und Erwachsenen waren jedoch keineswegs ermutigend. Die Relation mag sich in Zukunft ändern, weil es auch in Europa insgesamt mehr gehörlose als ertaubte Kinder gibt (Abb. 10).

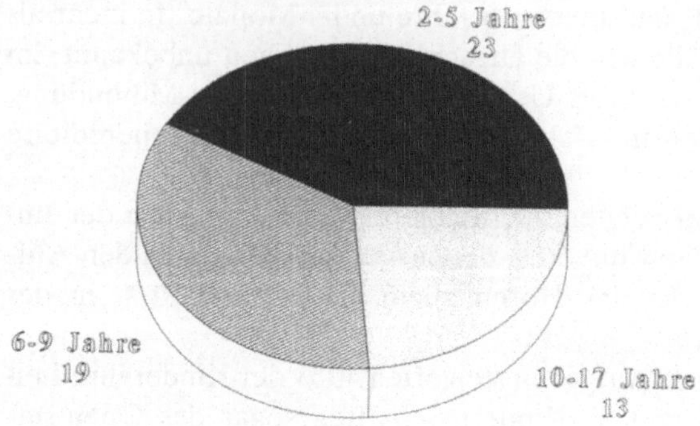

Abb. 10. Die in Europa bis April 1990 mit einem Cochlear Implant versorgten Kinder waren zu etwa ¾ jünger als 10 Jahre und zu ⅖ jünger als 6 Jahre

GRUPPE	1987		1989
I	14	→	20
II	6 9	↗ →	12
III	3	↗	0

Abb. 11. Zusammenstellung der Ergebnisse von 32 **Erwachsenen**, die 1987 ein halbes Jahr das Cochlear Implant getragen hatten und die 1989 kontrolliert wurden. Es ergab sich ein „Aufstieg" von 6 Patienten der mittleren Erfolgsgruppe in Gruppe I und der 3 Patienten aus Gruppe III in Gruppe II, also über einen relativ langen Zeitraum kein Rückgang, sondern ein Fortschritt im Sprachverstehen. (Aus Lehnhardt 1989)

Mit den Ergebnissen, wie wir sie aus den USA sehen, ist in Europa sicher erst in einigen Jahren zu rechnen. Dafür ist nicht nur das Fehlen einer Behörde verantwortlich, die solche Zahlen fordert, auch die Sprachheterogenität in Europa erschwert die Aussagen, da die an unterschiedlichen Kliniken durchgeführten Tests oft nicht miteinander vergleichbar sind. Daß der Zeitfaktor, also die Erfahrung mit dem Cochlear Implant, eine positive Rolle spielt, ist von den

Erwachsenen her bekannt (Abb. 11). Ihre Fähigkeiten verbessern sich im Laufe der Zeit. So waren von 32 Patienten, die sich ein halbes Jahr nach der Versorgung mit dem Cochlear Implant in drei Gruppen aufteilten, die 3 aus der schlechtesten in die mittlere Gruppe aufgestiegen und aus dieser 6 in die Gruppe der Leistungsstärksten (Lehnhardt 1989). Eine gleiche Tendenz ist für die Kinder zu erwarten.

Aus den USA ist eine solche Leistungssteigerung mit zunehmender Erfahrung auch für Kinder bekannt. In dem schon mehrfach erwähnten schwierigsten Test, dem CID-Sätze-Test mit unbekanntem Sprecher und ohne Lippenlesen, verbessern sich die Resultate kontinuierlich; der Unterschied zwischen den Werten nach 18 und 24 Monaten ist größer als der zwischen 6 und 18 Monaten.

Wir meinen, daß die vorliegenden Daten eine deutliche Sprache sprechen. Der statistisch und klinisch erfaßte Nutzen, der über ein breites Spektrum von Fähigkeiten nach nur 12 Monaten mit dem Cochlear Implant zu erkennen ist, sollte nicht mehr nur ertaubten Erwachsenen zugänglich gemacht werden. Gleicherweise sollten sowohl ertaubte als auch taubgeborene Kinder die Chance haben, vom technologischen Fortschritt schon jetzt zu profitieren. Dazu müssen verantwortungsvolle Ärzte mit ihren Mitarbeitern die Auswahl so sorgfältig treffen, daß für jeden einzelnen der kleinen Patienten Erfolge zu erwarten sind, und die postoperative Anpassung sowie die Rehabilitation muß in den Händen fachkundiger Ingenieure, Audiologen und Sprachtherapeuten liegen. Die Lehrer an den Gehörlosen- und Schwerhörigenschulen sind aufgerufen, die Eltern tauber Kinder über die Möglichkeit der Versorgung mit einem Cochlear Implant zu unterrichten. Sie sind auch aufgerufen, an der Ausarbeitung spezifisch auf diese Kinder zugeschnittener Übungs- und Testprogramme aktiv mitzuwirken – eine Aufgabe, die sicherlich volles Engagement erfordert, die aber auch ein hohes Maß an Erfolgserlebnissen und innerer Zufriedenheit verspricht.

Literatur

Banfai P, Karczag A, Kubik S et al. (1989) Extracochlear 8- and 16-channel cochlear implants with percutaneous and transcutaneous transmission: Experiences with 129 patients. Ann Otol Rhinol Laryngol 96 (Suppl 128): 118–120

Lehnhardt E (1989) Cochlear Implant: Prognose-Faktoren. Auris Nasus Larynx 16 (Suppl I): 1–8

Einige demographische und deskriptive Daten europäischer Cochlear-Implant-Kinder

T. Seeger

Von Juli 1986 bis August 1990 wurden in Europa und dem Mittleren Osten insgesamt 78 Kinder und Jugendliche im Alter zwischen 2 und 17 Jahren mit dem Nucleus Mini System 22 versorgt.

Weltweit gibt es zum heutigen Zeitpunkt schon mehr als 400 Benutzer unseres Cochlear Implant, die zum Zeitpunkt der operativen Versorgung jünger als 18 Jahre waren.

Im folgenden sollen einige demographische und deskriptive Daten vorgestellt werden, die die Gruppe der in Europa implantierten Kinder und Jugendlichen näher beschreiben.

Wirft man einen Blick auf die *geographische Verteilung* (Abb. 1), so findet man derzeit Kinderprogramme an 17 europäischen Kliniken in 9 verschiedenen Ländern: in Deutschland, England, Frankreich, Norwegen, Israel und der Schweiz; in den Niederlanden, Spanien und Schweden wurde bisher jeweils erst ein Kind implantiert.

In *Deutschland* sind es zum heutigen Zeitpunkt fünf Universitätskliniken, an denen Kinder und Jugendliche mit einem CI versorgt worden sind: Hannover, Frankfurt, Kiel, München und Berlin (Abb. 2).

Die erste Implantation mit einem 22kanaligen Gerät in Europa erfolgte im Juli 1986 an der Medizinischen Hochschule in Hannover (MHH).

Heute stellt die MHH den „Löwenanteil" an CI-Kindern, nicht nur national, sondern auch europaweit: Mehr als 60% aller in Europa implantierten Kinder und Jugendlichen wurden in Hannover versorgt.

Was die *Altersverteilung* (Abb. 3) angeht, so war die Mehrzahl der Kinder, nämlich 36, zum Zeitpunkt der Operation jünger als 5 Jahre

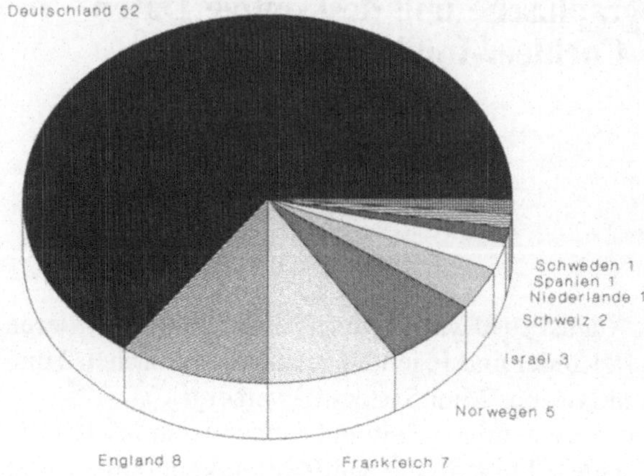

Abb. 1. Geographische Verteilung europäischer CI-Kinder (n = 78)

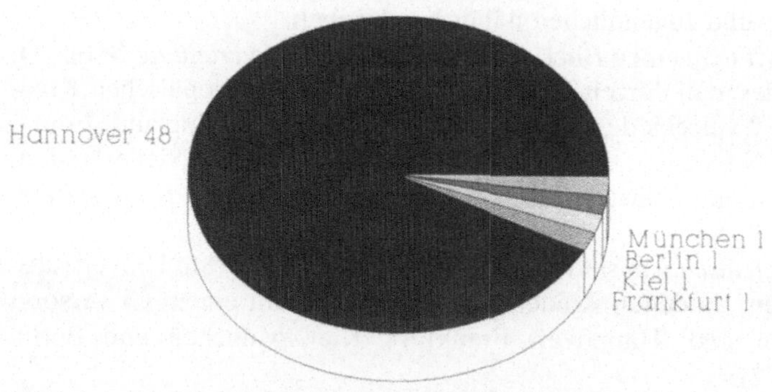

Abb. 2. Anzahl von CI-Kindern in deutschen Kliniken (n = 52)

alt. 26 Kinder waren zwischen 6 und 10 Jahre, und 16 waren Teenager zwischen 11 und 17. Das Durchschnittsalter (n = 58) zum Zeitpunkt der Versorgung mit dem CI war 82 Monate oder 6,10 Jahre.

Um ein genaueres Bild von den in Europa implantierten Kindern zu bekommen, hat die Firma Cochlear AG einen Fragebogen erstellt, der an die Audiologen der Implant-Kliniken bzw. an die Eltern

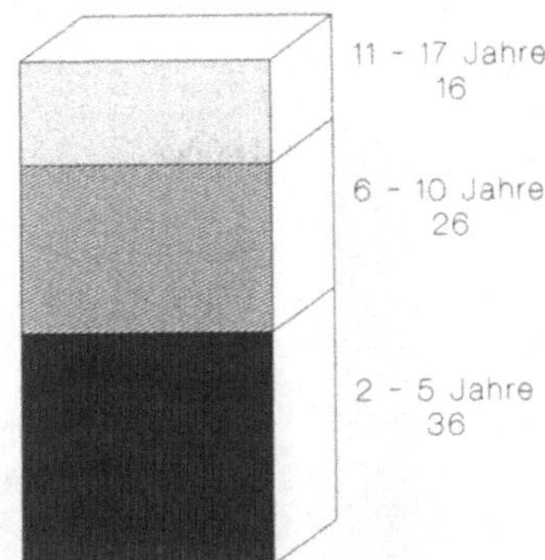

Abb. 3. Alter bei Implantation europäischer CI-Kinder (n = 78)

der CI-Kinder geschickt wurde. Neben demographischen Angaben wollten wir u. a. mehr über die Situation der Kinder und Jugendlichen nach der Implantation erfahren.

Es konnten bisher – wenn auch z. T. noch unvollständige – Angaben über 64 Kinder gesammelt und ausgewertet werden. Einige der dabei gewonnenen Ergebnisse sollen im folgenden vorgestellt werden.

Ein interessantes Datum ist der Zeitpunkt der Ertaubung, das *Ertaubungsalter* (Abb. 4). Von 58 Kindern sind 17 (29%) kongenital, also taub geboren. Es ist zu erwarten, daß sich der Anteil der kongenital tauben Kinder – nach Vorliegen zufriedenstellender Ergebnisse – in Zukunft noch erhöhen wird.

Neben den 17 *kongenital* tauben finden sich in der Gruppe noch 16 *prälingual* (vor der Vollendung des 2. Lebensjahres) ertaubte Kinder, die in ihrer präoperativen Entwicklung noch keine Lautsprache etablieren konnten. Insgesamt machen kongenital taube und prälingual ertaubte Kinder 57% der Gesamtgruppe aus. Die anderen Kinder verteilen sich ziemlich regelmäßig auf die Altersgruppen bis zum 6. Lebensjahr. Nur eines der in Europa implantierten Kinder ertaubte *nach* dem 6. Lebensjahr. Das durchschnittliche Alter zum Zeitpunkt der Ertaubung liegt bei 26 Monaten.

Von Interesse ist auch die *Dauer der Taubheit* (Abb. 5), also der Zeitraum zwischen vollständiger Ertaubung und der Versorgung mit dem Cochlear Implant.

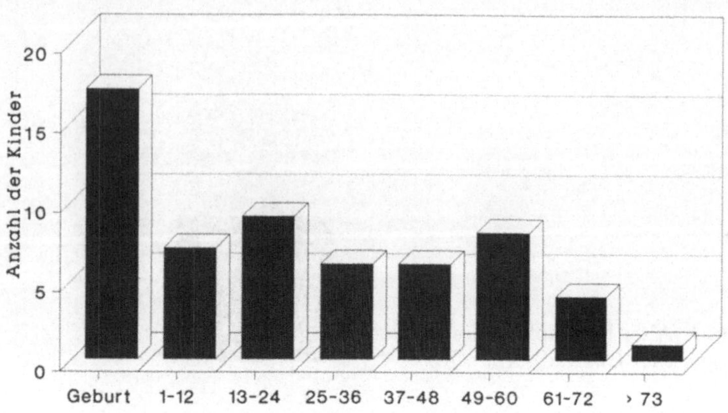

Abb. 4. Ertaubungsalter (vollständige Taubheit) europäischer CI-Kinder (n = 58; Alter in Monaten)

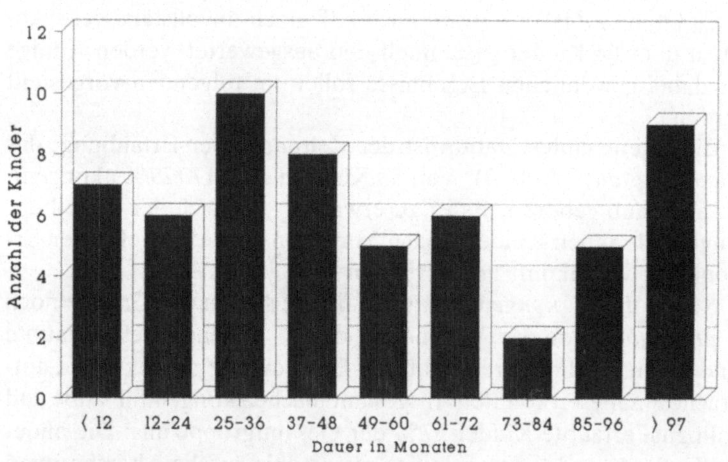

Abb. 5. Dauer der Taubheit (in Monaten) europäischer CI-Kinder (n = 57)

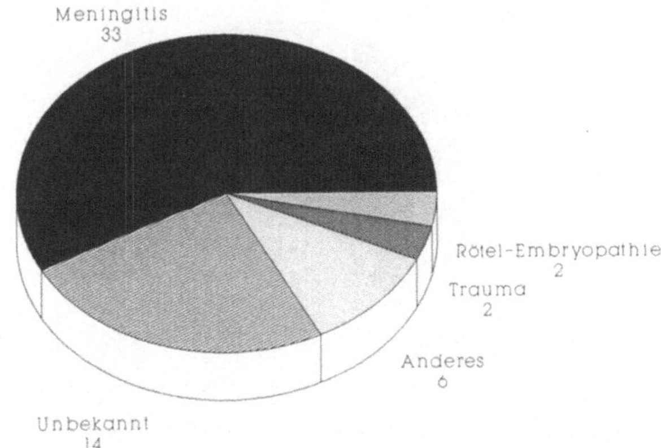

Abb. 6. Ätiologie der Taubheit bei europäischen CI-Kindern (n = 57)

Im Durchschnitt waren die Kinder 50 Monate, also etwas länger als 4 Jahre, taub. Dies ist eine deutlich kürzere Zeitspanne als beispielsweise in den USA, wo die Kinder eine durchschnittliche Länge der Taubheit von 6,3 Jahren aufweisen (vgl. Staller et al. 1989).

Eine möglichst kurze Dauer der Taubheit ist wünschenswert. Sowohl für die gehörlos Geborenen als auch für die Ertaubten gilt: Je früher sie implantiert werden, um so aussichtsreicher wird die Versorgung mit dem CI sein.

Wirft man einen Blick auf die *Ätiologie der Taubheit* (Abb. 6), so ergibt sich auch hier ein ähnliches Bild wie in den USA: In der Mehrzahl der Fälle (58%) war Meningitis die Ursache für die Ertaubung.

Bei einem Viertel der Kinder war die Ursache unbekannt. Hierbei handelt es sich in der Regel um gehörlos Geborene.

Je zwei Kinder ertaubten aufgrund eines Traumas bzw. wurden aufgrund einer Röteln-Embryopathie gehörlos geboren. Unter den „anderen" Ursachen subsumieren sich z. B. Ototoxika, Zytomegalovirus (CMV) oder Mumps.

Unter den Fragen, die wir im Hinblick auf die postoperative Situation der jungen CI-Benutzer gestellt haben, interessierte uns z. B. wie lange die Kinder und Jugendlichen ihr *CI täglich benutzen.*

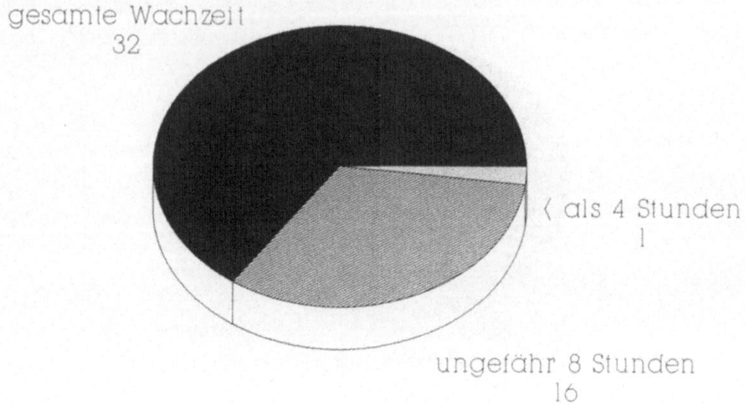

Abb. 7. Täglicher Gebrauch des CI's bei europäischen CI-Kindern (n = 49)

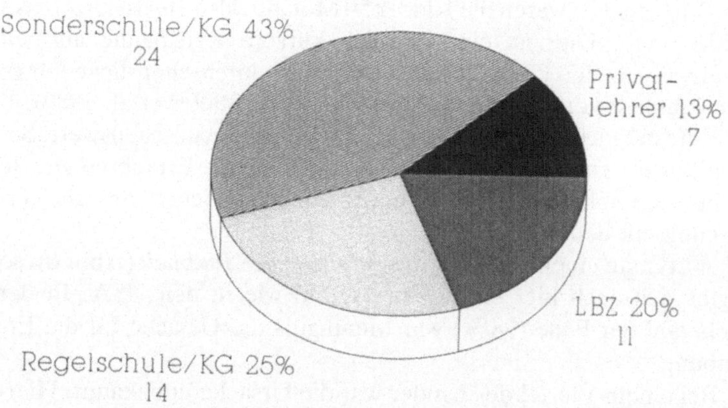

Abb. 8. Bildungseinrichtungen, in denen europäische CI-Kinder betreut werden (n = 50; Mehrfachnennungen möglich)

Das Ergebnis ist, wie in Abb. 7 zu sehen, sehr erfreulich. Alle Kinder benutzen ihr Cochlear Implant täglich, was für eine sehr hohe Akzeptanz spricht. Zwei Drittel der Betroffenen nutzen es während der gesamten Wachzeit, und nur ein Kind hatte es weniger als 4 h pro Tag getragen.

Von großem Interesse ist auch die Frage, in welchen *Bildungseinrichtungen* die CI-Kinder postoperativ unterrichtet und betreut werden (Abb. 8).

Aufgrund der unterschiedlichen Bildungssysteme in den verschiedenen europäischen Ländern war es nötig, eine vereinfachende Klassifizierung vorzunehmen. Beispielsweise besuchen einige der englischen Kinder eine Regelschule; sie werden allerdings einen Tag in der Woche von einem Hörbehindertenpädagogen betreut.

Inwieweit eine integrierte Beschulung für CI-Kinder in Frage kommt, hängt von einer Vielzahl von Voraussetzungen (individuelle Voraussetzungen, soziales Umfeld) und Bedingungen (z. B. Schulpolitik, Unterstützungspotentiale der Regelschulen) ab.

Die Zahl von 14 CI-Kindern, die eine Regelschule besuchen, verdeutlicht, daß das Hörvermögen (und die daran gekoppelte Lautsprachentwicklung) mancher CI-Träger eine gemeinsame Beschulung mit Hörenden möglich macht.

Wichtiger jedoch als die Schulform ist ein primär lautsprachlicher Unterricht. Eine gebärdensprachlich ausgerichtete Erziehung ermöglicht dem CI-Kind in der Regel weniger Hörerfahrungen und ist daher zur Förderung auditiver Sprachperzeption nicht geeignet.

Ein intensives Hör-, Sprech- und Sprachtraining ist v. a. in der ersten Phase nach Anpassung des Sprachprozessors wünschenswert. Eine über die „normale“ Betreuung in Kindergarten und Schule hinausgehende *zusätzliche Einzeltherapie* erhielten 31 von 46 Kindern (Abb. 9). Von 27 Kindern liegen uns detailliertere Angaben vor. Der zeitliche Umfang reicht von 30 min bis zu 6 h Hör- und Sprachtherapie pro Woche. Im Durchschnitt erhalten die Kinder wöchentlich 2 h außerschulische Rehabilitation.

Zum Schluß soll noch auf die *bevorzugte Kommunikationsform* der europäischen CI-Kinder eingegangen werden (Abb. 10). Für ein Drittel der Kinder ist Lautsprache das primäre Verständigungsmittel. Die Mehrzahl der Kinder, fast 60 %, benutzen neben der Lautsprache auch Gebärden, um zu kommunizieren. Drei Kinder benutzen vorrangig „cued speech“. „Cued speech“ besteht aus zwei Teilen: dem Gesprochenen und den manuellen „cues“, die die Worte

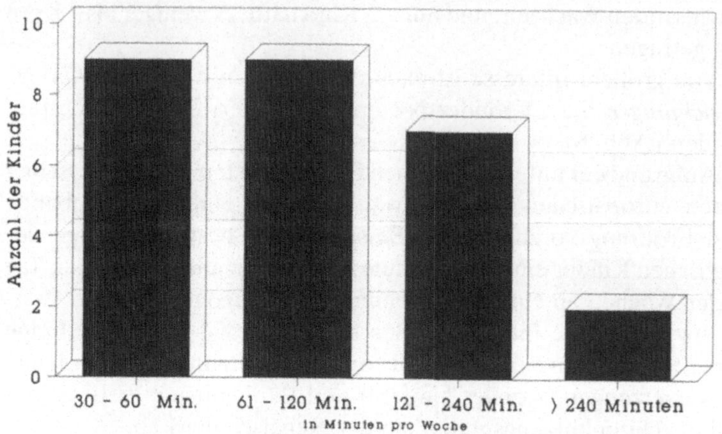

Abb. 9. Außerschulische Einzeltherapie von europäischen CI-Kindern (n = 27)

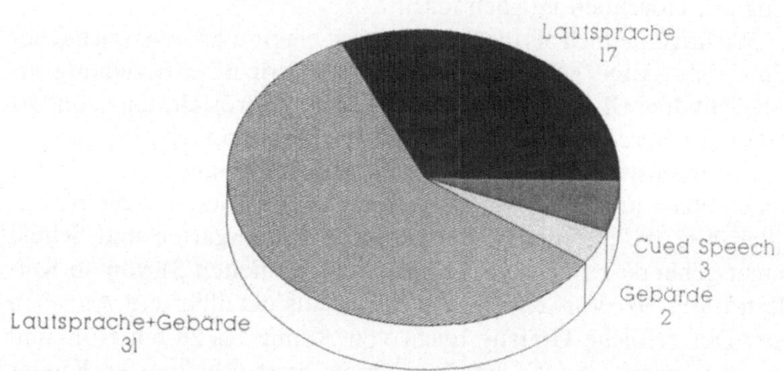

Abb. 10. Bevorzugte Kommunikationsform europäischer CI-Kinder (n = 53)

des Sprechers begleiten. Die „cues" werden mit einer Hand nahe beim Mund ausgeführt und bestehen aus verschiedenen Handformen (für die Konsonanten) und verschiedenen Handstellungen (für die Vokale).

Für zwei Kinder ist die Gebärde - noch - die bevorzugte Kommunikationsform. Es wird interessant sein zu verfolgen, wie sich dieses Bild mit der Zeit mehr und mehr zu Gunsten der Lautsprache verändern wird.

Wir werden auch in Zukunft demographische und deskriptive Daten über CI-Kinder sammeln, vervollständigen und analysieren, um die Entwicklung der implantierten Kinder und Jugendlichen zu verfolgen. Längerfristig kann eine genaue Auswertung dieser Informationen wertvolle Hinweise z. B. im Hinblick auf Patientenauswahl und Prognosefaktoren liefern.

Literatur

Staller S, Beiter A, Brimacombe J, Mecklenburg D (1989) Clinical trials of the Nucleus 22 channel cochlear implant in profoundly deaf children. In: Fraysse B, Cochard N (eds) Cochlear Implant. Acquisitions and controversies. Toulouse, pp 183–195

Bedeutet die Cochlear-Implant-Versorgung prälingual gehörloser Kinder einen neuen Wendepunkt in der Gehörlosenpädagogik?

A. Löwe

Pädagogen, Ingenieure und Ärzte sind aufgerufen, Informationen und Meinungen darüber auszutauschen, welche Auswirkungen ein 22kanaliges Cochlear Implant der Fa. Nucleus sowohl für die damit versorgten gehörlosen Kinder als auch auf die Hörgeschädigtenpädagogik hat und in naher Zukunft sicher noch haben wird. Die Frage, die uns in diesem Zusammenhang bewegt, lautet schlicht und einfach so: Steht die Hörgeschädigtenpädagogik angesichts dieser neuen intracochleären Hörhilfe möglicherweise vor einem neuen Wendepunkt?

Wer die Geschichte der Hörgeschädigtenbildung kennt, der weiß, daß es in ihr im Laufe der vergangenen 450 Jahre immer wieder Wendepunkte gegeben hat, von denen allerdings manche erst nachträglich als solche erkannt worden sind, als es zuweilen schon zu spät war, daraus noch die richtigen Konsequenzen zu ziehen.

Wendepunkte ...

Als Wendepunkt bezeichnet man einen Zeitpunkt, an dem für jemanden oder für etwas eine entscheidende Veränderung eintritt. Tritt eine solche Veränderung plötzlich ein, wird man sie kaum ignorieren können. Es gibt allerdings auch Veränderungen, die allmählich eintreten, sich über Jahre erstrecken, und darum nicht von jedermann rasch als solche erkannt werden. Man muß schon die Hand am Puls der Zeit, d.h. man muß ein Gespür für sich anbahnende neue Entwicklungen haben, um eine sich langsam ankündigende Wende schon in ihren Anfängen als solche begreifen zu können. Fachleute, die dies können, hat es zu allen Zeiten gegeben und gibt es auch heute noch. Sie sind allerdings nicht immer beliebt, sie gelten nicht selten als unbequeme Mahner, ja sogar als professionelle Querulanten, weil sie sich nicht ohne weiteres in „Positionspapiere" ihrer Standesorganisation einwickeln lassen.

... und Wendehälse

Exemplarisch verweise ich hier auf den Widerstand, auf den vor mehr als 30 Jahren in Deutschland die damals von mir eingeführte frühe Hör-Sprach-Erziehung im Elternhaus gestoßen ist und wie bis heute die ebenfalls von mir in Deutschland initiierte integrierte Beschulung hörgeschädigter Kinder von vielen Fachleuten abgelehnt wird. Nicht selten erlebt man dann aber auch, daß diejenigen, die sich am heftigsten gegen diese neuen Entwicklungen gesträubt und denen, die sie auf den Weg gebracht haben, das Leben schwer gemacht haben, diese dann zum Thema ihrer Dissertation oder, wie auch schon vorgekommen, eines Vortrags auf einem internationalen Kongreß machen. Dort vergessen sie dann allerdings darauf hinzuweisen, daß sie den neuen Trend zunächst – wie verblendet – nicht sehen wollten und erst dann, als es keinen Mut mehr erforderte, zu einem pädagogischen Wendehals geworden sind.

Wendepunkte in der Medizin ...

Wendepunkte gibt es überall dort, wo es Fortschritt gibt. Das gilt für die Medizin in gleicher Weise wie für die Pädagogik. Wer würde sich heute, um nur ein Beispiel zu nennen, in unserem Lande noch immer in gleicher Weise für die Einrichtung von Heilstätten für Tuberkulosekranke einsetzen wollen, wie dies in den ersten drei Jahrzehnten unseres Jahrhunderts im wahren Sinne des Wortes not-wendig war? Fortschritte in der Medizin haben diese einst als „Volksseuche" bezeichnete Krankheit bei uns weitgehend ausgerottet. Wir sind alle glücklich und froh über diese Entwicklung. Wer könnte sich auch einen Mediziner vorstellen, der sich dieser Entwicklung in den Weg gestellt hätte, um das Rad des Fortschritts aufzuhalten oder sogar zurückzudrehen?

Weitere Beispiele dieser Art finden sich in der Geschichte der Medizin in Hülle und Fülle. Sie hier anzuführen, ist nicht meine Aufgabe. Mir ist es aufgegeben, einige Wendepunkte in der Hörgeschädigtenbildung aufzuzeigen und dann eine Antwort auf die Frage zu finden, ob die Cochlear-Implant-Versorgung prälingual gehörloser Kinder in unseren Tagen möglicherweise ein neuer Wendepunkt vor allem für die Gehörlosenpädagogik ist.

... und in der Hörgeschädigtenpädagogik

Ich beginne nun keinen Exkurs in die Geschichte, wie verlockend das für mich auch wäre. Ich beschränke mich lediglich auf die Zeit, in die ich hineingeboren worden bin, die ich selbst erlebt habe. Das ist die Zeit von 1922 bis zur Gegenwart.

Ein Wendepunkt in der deutschsprachigen Schweiz

Die Zeit um 1930 war für die Hörgeschädigtenbildung in der Schweiz ein Wendepunkt ganz besonderer Art. Was war geschehen? Hören wir, was Johannes Hepp, Alt-Vorsteher der Gehörlosenschule Zürich, 1946 rückblickend hierüber geschrieben hat:

„Die Schülerbestände unserer Taubstummenanstalten sind in den letzten fünfzehn Jahren auf unter 60% gesunken. Der Rückgang der Taubstummheit ist aber bedeutend größer als diese Tatsache vermuten läßt. Die meisten Anstalten haben sich nämlich unterdessen ... besondere Abteilungen für Sprachgebrechliche angegliedert. Da und dort ist die Schulpflicht verlängert worden. Die Schulheime in Zürich, Hohenrain-Luzern und St. Gallen haben Kindergärten für gehörgeschädigte Kleinkinder eröffnet. Die Erfassung der taubstummen Schulpflichtigen ist zudem vollständiger geworden. Wenn man das alles berücksichtigt, so ergibt sich ein Rückgang von ungefähr zwei Dritteln.

Abgenommen hat vor allem die degenerative Taubstummheit, die häufig mit Geistesschwäche und anderen Zeichen der Entartung einhergeht. Es ist auffallend, wie seit der Beimischung von Jod zum Kochsalz die mit der Schilddrüsenentartung zusammenhängenden Formen der Schwerhörigkeit, der Taubstummheit und des Kretinismus zurückgegangen sind. ... Der Rückgang der Taubstummheit auf rund ein Drittel hat allerlei Änderungen im Anstaltswesen zur Folge gehabt. Fünf Schulheime sind verschwunden."

Mit anderen Worten: In den 30er Jahren unseres Jahrhunderts mußte in der deutschsprachigen Schweiz jede zweite Gehörlosenschule geschlossen werden, weil man sie nicht mehr brauchte.

Ein Wendepunkt nicht nur in Großbritannien ...

Vor nicht langer Zeit traf ich auf dem „International Congress on Education of the Deaf" in Rochester, New York, nach langen Jahren einen jetzt etwa 50 Jahre alten, befreundeten britischen Hörgeschädigtenpädagogen wieder. Er berichtete mir ohne Wehmut, daß er offiziell noch bis Ende dieses Jahres Direktor einer Gehörlosenschule sei, daß diese jedoch bereits vor wenigen Monaten zu bestehen aufgehört habe. Sie habe ihre Aufgabe erfüllt und werde fortan nicht mehr benötigt. Damit teile sie nun das Schicksal von inzwischen weit mehr als 50% aller Sonderschulen für hörgeschädigte Kinder, die es vor 20 Jahren im Vereinigten Königreich gegeben habe. Da ich mit der Entwicklung der Hörgeschädigtenpädagogik in Großbritannien vertraut bin, hat mich diese Mitteilung nicht überrascht, ordnet sie sich doch gut in den folgenden, zuletzt von Andreas Markides (1989) auch mit einigen eindrucksvollen Zahlen belegten Sachverhalt ein:

„The 1944 Act laid the legal foundation for the integration of hearing impaired children in ordinary schools. The impetus for the implementation and development of this ideology, however, can be traced to the teachings and influence of the Ewings at the University of Manchester. They advocated the early diagnosis of deafness. They developed parent guidance. They encouraged the use of the residual hearing of children. They supported the development of peripatetic services. By the time the Ewings' era came to an end, in the middle 1960's, the majority (66%) of hearing impaired children in England and Wales were educated primarily in ordinary classes (Ewing and Ewing 1964).

Since then the integration of hearing impaired children has expanded especially in the last 10 years following the publication of the Warnock Report (1979) and the Education Act of 1981. Exact statistics regarding the present distribution of hearing impaired children in the various educational establishments in the United Kingdom are very difficult to come by. The best estimate I can give is that at present there are nearly 35 000 hearing impaired children in the country receiving some specialised educational tuition. Of these, around 80% are in ordinary classes in mainstream education, 12% in special units attached to ordinary schools and 8% in special schools for the deaf and/or partially hearing."

Wie vorsichtig die von Markides angegebenen Werte geschätzt worden sind, sei mit der folgenden, von Ivan Tucker (1990), Direktor der bekannten britischen „Mary Hare Grammar School for the Deaf", gemachten Aussage belegt:

„In the United Kingdom, only 2 percent of all hearing impaired children are educated in special schools."

Mit anderen Worten: Dank einer immer besser gewordenen frühen Hör-Sprach-Erziehung und dank Bereitstellung einer ausreichenden Zahl ambulanter Hörgeschädigtenpädagogen können heute in Großbritannien mehr als 90% aller hörgeschädigten Kinder in Regelschulen unterrichtet werden. Die Zahl derer, die noch in Sonderschulen unterrichtet werden müssen, beträgt weniger als 10%. Auch diese Wende hat sich nicht von jetzt auf nachher vollzogen, aber sie war von allen weitsichtigen Pädagogen schon vor 30 und mehr Jahren klar zu erkennen.

Zwei wichtige Ursachen für den Rückgang der Schülerzahlen von Gehörlosen- und Schwerhörigenschulen

Ich will es bei diesen beiden Beispielen belassen, die uns unmißverständlich folgenden Sachverhalt aufzeigen:

1. Schwere frühkindliche Hörschäden sind vor allem dank großer Fortschritte in der präventiven Medizin stark rückläufig. In diesem Zusammenhang sei an Hörschäden erinnert, die durch eine Rötelnembryofetopathie verursacht sind. Noch vor 15 Jahren waren 20% aller frühkindlichen Hörschäden in der Bundesrepublik Deutschland durch eine Rötelnerkrankung der Leibesfrucht verursacht. Inzwischen konnte dieser Prozentsatz dank Schutzimpfung erheblich reduziert werden. Das ist ein Grund dafür, daß

heute bei der deutschstämmigen Bevölkerung in der Bundesrepublik ein weitaus größerer Rückgang frühkindlicher Hörschäden zu verzeichnen ist, als er infolge des allgemeinen Geburtenrückganges zu erwarten gewesen wäre.

2. Immer mehr hörgeschädigten Kindern wird eine wirklich frühe Hör-Sprach-Erziehung zuteil. Viele von ihnen verfügen bei Erreichen des schulpflichtigen Alters dank guter pädagogischer Förderung schon über eine so gute Sprachbeherrschung, daß sie bei Gewährleistung sonderpädagogischer Begleitung nicht mehr in eine Sonderschule eintreten müssen, sondern mit Erfolg in einer Regelschule unterrichtet werden können.

Leitet die Cochlear-Implant-Versorgung eine neue Entwicklung ein?

Und nun kommt da eine weitere Entwicklung auf die Hörgeschädigtenpädagogik zu, die – weltweit gesehen – nicht wenige Pädagogen und mit ihnen manche Funktionäre von Gehörlosenverbänden als eine Bedrohung ansehen: die Frühversorgung einer zunehmenden Zahl prälingual gehörloser Kinder mit einem 22kanaligen Cochlear Implant der Fa. Nucleus. Die Bedenken der Genannten erinnern mich an einen Satz, den ich vor Jahren einmal in einem Ratgeber gefunden habe:

„Viele Forderungen für den Behinderten, manche Sympathiekundgebungen unserer Tage machen sich verdächtig, mehr auf das Wohlwollen als auf das Wohl des Begünstigten ausgerichtet zu sein (Taitl-Münzert 1976).“

Nun liegen allerdings aus dem deutschen Sprachbereich noch keine umfassenden Erfahrungsberichte über Erfolge in der Hörerziehung bei prälingual gehörlosen Kindern vor, die mit einem Cochlear Implant versorgt worden sind. Darum sind die erwähnten Befürchtungen zunächst durchaus ernstzunehmen.

Vor einigen Jahren habe ich einmal in einem Buchbeitrag über die bis 1985 bekanntgewordenen Erfahrungen mit gehörlosen Kindern berichtet, die im House Ear Institute in Los Angeles eine Cochlear-Implant-Versorgung und eine erste Hörerziehung erhalten hatten.

Heute wissen wir wesentlich mehr als 1985. Wer z.B. in diesem Sommer an den beiden großen internationalen Kongressen in den USA teilnehmen konnte, nämlich an der „Centennial Convention" der Alexander Graham Bell Association for the Deaf in Washington, D.C., und am „International Congress on Education of the Deaf" in Rochester, New York, hatte reichlich Gelegenheit, sich über die heute bei den mit einem Cochlear Implant versorgten gehörlosen Kindern erzielten Hörerfolge zu informieren. Sie sind, um es kurz zu fassen, dort wenig befriedigend, wo diese Kinder in pädagogischen Programmen mit sog. totaler Kommunikation verbleiben und/oder erst im Alter von zehn und mehr Jahren damit versorgt worden sind, dagegen sind sie dort sehr ermutigend, wo diesen Kindern in Sonderprogrammen eine hervorragende Hör-Sprach-Erziehung angeboten wird.

Ich denke hier vor allem an die Arbeit des 1914 von dem Otologen Dr. Max Goldstein in St. Louis gegründeten „Central Institute for the Deaf", das heute nicht nur eine der besten Lautsprachschulen für gehörlose Kinder auf der Welt, sondern auch ein bedeutendes Forschungszentrum für alle Disziplinen ist, die in irgendeiner Weise an der Habilitation bzw. Rehabilitation hochgradig hörgeschädigter Kinder beteiligt sind.

Erste Resultate eines amerikanischen Forschungsprojektes

Auf dem genannten Kongreß in Washington berichteten Ann Geers und Jean Moog vom „Central Institute" über ihr Cochlear-Implant-Forschungsprogramm (1990), das auf 5 Jahre angelegt und bei prälingual gehörlosen Kindern herauszufinden bemüht ist, ob ihnen eine Cochlear-Implant-Versorgung, taktile Hörhilfen oder eine Kombination unterschiedlicher apparativer Hilfen die besten Voraussetzungen für eine gute Lautspracherlernung bieten. Bis zu 60 gehörlose Kinder sollen an dieser vergleichenden Untersuchung teilnehmen. Sie werden alle für volle 3 Jahre unentgeltlich in das „Central Institute" aufgenommen und, soweit dies überhaupt möglich ist, in gleicher Weise optimal beschult. In regelmäßigen Abständen werden dann umfangreiche Untersuchungen durchgeführt, mit deren Hilfe die durch die unterschiedliche apparative Versorgung erzielten Lautsprachfortschritte erfaßt werden sollen.

In Washington wurde über die während des ersten Forschungsjahres erzielten Fortschritte bei den 18 von Beginn an dem Projekt beteiligt gewesenen Kindern berichtet. Diese waren wie folgt apparativ versorgt:

- 6 Kinder waren Cochlear-Implant-Träger (22 Nucleus),
- 6 Kinder benützten eine taktile Hörhilfe (Tactaid II) und
- 6 Kinder trugen herkömmliche HdO-Hörgeräte.

Im Hinblick auf die von diesen 18 Kindern erreichte Stufe der Lautsprachwahrnehmung wurde zwischen den folgenden vier Kategorien unterschieden:

- Kategorie 1: no pattern perception,
- Kategorie 2: pattern perception,
- Kategorie 3: some word recognition,
- Kategorie 4: consistent word identification.

Gegenüber den Eingangsbefunden zu Beginn des Projektes zeigen die Kinder

- mit einem Cochlear Implant eine 50%ige,
- mit einer taktilen Hörhilfe eine 20%ige und
- mit herkömmlichen HdO-Hörgeräten eine 20%ige

Zunahme in der Identifizierung von zweisilbigen Wörtern. Die Verteilung auf die vier genannten Kategorien sah nach einem Jahr intensiver Hör-Sprach-Erziehung wie folgt aus:

Kategorie	1	2	3	4	
Cochlear Implant	2	0	1	3	Kinder
taktile Hörhilfe	2	3	1	0	Kinder
HdO-Hörgeräte	1	3	2	0	Kinder

Bei reinen Absehtests wurden folgende prozentuale Verbesserungen festgestellt:

- bei Kindern mit Cochlear Implant 20%,
- bei Kindern mit taktiler Hörhilfe 14%,
- bei Kindern mit HdO-Hörgeräten 6%.

Ähnliche Verbesserungen wurden auch bei der Aussprache von Vokalen und Konsonanten registriert. Ganz deutlich war der Zugewinn bei den „verbal communicative acts", nämlich

- um 90% bei Kindern mit einem Cochlear Implant,
- um 60% bei Kindern mit taktiler Hörhilfe und
- um 50% bei Kindern mit HdO-Hörgeräten.

Diese ersten Zwischenergebnisse nach nur einem Jahr intensiver Fördermaßnahmen lassen bereits erkennen, daß die Cochlear-Implant-Versorgung in Kombination mit einer guten Hör-Sprach-Erziehung für die Hörgeschädigtenpädagogik von heute eine ungeheure Herausforderung beinhaltet. Es ist das möglich geworden, was van Uden schon 1956 vorhergesagt hat:

„Die moderne elektro-akustische Technik macht es uns möglich, unseren Feind, die Taubheit, in seiner eigenen Höhle aufzusuchen."

Mit anderen Worten: Wir können uns heute, um bei dem von A. van Uden gebrauchten Bild zu bleiben, in die Höhle des Löwen begeben, ohne befürchten zu müssen, von ihm verschlungen zu werden. Wir müssen dann allerdings einige wichtige pädagogische Vorsichtsmaßnahmen beachten.

Unabdingbare Voraussetzungen für die pädagogische Habilitation/Rehabilitation gehörloser Kinder mit Cochlear Implant

Welche Vorsichtsmaßnahmen sind es, die es bei der sprachlichen und schulischen Förderung derjenigen gehörlosen Kinder zu beachten gilt, die mit einem Cochlear Implant versorgt worden sind? Die Antwort auf diese Frage lautet schlicht und einfach so: wir müssen alles tun, was eine optimale Lautwahrnehmung begünstigt, ein gutes Sprechen herbeiführt, zur Bildung des inneren Sprechens beiträgt und damit aber auch, worauf vor allem Conrad hingewiesen hat, zu gutem Lesen befähigt. Umgekehrt müssen wir alles vermeiden, was dieser Zielsetzung entgegenwirkt.

Das aber bedeutet eine weitgehende Absage an alle alles Sprechen begleitenden manuellen Kommunikationshilfen: an die von Prillwitz (1982) propagierte Deutsche Gebärdensprache ebenso wie an die lautsprachbegleitenden oder -unterstützenden Gebärden, an das Fingeralphabet bzw. das graphembestimmte Manualsystem, wie es von Jussen u. Krüger (1975) bezeichnet und empfohlen wird, und an das von Schulte (1974) entwickelte phonembestimmte Manualsystem, sofern die beiden letztgenannten, wie es oft geschieht, lautsprachbegleitend eingesetzt werden. Die sog. totale Kommunikation, die alle diese Manualsysteme einbezieht und die 1980 von einem Hamburger Universitätsprofessor als das Ei des Kolumbus aus der Neuen Welt herbeigerufen worden ist, müssen wir vergessen, denn in gleicher Weise wie Hörgeräte und wie taktile Hörhilfen ist auch ein Cochlear Implant nicht in der Lage, eine manuell geführte Kommunikation zu verstärken. Es dient nur der Lautwahrnehmung. Und da apparativ versorgte gehörlose bzw. hörrestige Kinder zunächst nur die prosodischen Merkmale des Sprechens perzipieren können, die bekanntlich nur bei normaler Sprechgeschwindigkeit und bei rhythmisch gut gegliedertem Sprechen entstehen, ist ein solches Sprechen eine conditio sine qua non. Wie aus zahlreichen Untersuchungen der akustischen Phonetik bekannt ist, gehen diese Merkmale bei manueller Begleitung des Sprechens nicht nur verloren, es entsteht auch ein völlig verzerrtes Sprechen. Ich verweise hier u.a. auch auf die diesbezüglichen Untersuchungen von John (1971), über die ich an anderer Stelle berichtet habe (Löwe u. Billich 1979).

Doch in welchen deutschen Gehörlosenschulen ist ein solches Sprechen z.Z. in allen Unterrichtsstunden und selbstverständlich auch in der Freizeit gewährleistet? In welchen Schulen ist wirklich eine sprechende Umgebung vorhanden? Diese Frage sei hier nur gestellt, jedoch nicht beantwortet. Aber nur dort, wo sie wirklich positiv beantwortet werden kann, ist nach allem, was bis jetzt bekannt ist, eine erfolgverheißende Lautspracherziehung der einst ganz taub gewesenen Cochlear-Implant-Kinder möglich. Diese Kinder in ein und derselben Klasse mit anderen gehörlosen Kindern zu unterrichten, die – aus welchen verständlichen oder auch unverständlichen Gründen auch immer – nicht lautspracherlernungsfähig sind und darum auf die Mitverwendung manueller Kommunikationshilfen oder auf eine extrem starke Betonung der Schriftsprache angewiesen sind, dürfte früher oder später dazu führen, daß diese Kinder das Cochlear Implant als nutzlos erkennen und seine weitere Verwendung darum bald ablehnen werden. Ich verweise hier auf die von Günther et al. (1984) mitgeteilten Zahlen über die Ablehnung der Hörgeräte durch viele hörgeschädigte Jugendliche.

Jeder von uns weiß, daß manche Vertreter der sog. totalen Kommunikation diese Ablehnung der Hörgeräte geradezu begrüßen. Ihre Einstellung gegenüber dem Cochlear Implant dürfte sich kaum davon unterscheiden. Wer das verhindern will, muß für klare pädagogische Verhältnisse sorgen. Wo sie sich nicht realisieren lassen, sollte man entweder von einer solchen Versorgung Abstand nehmen oder aber dafür eintreten, daß damit versorgte Kinder nur an sorgfältig ausgesuchten Schulen unterrichtet werden. Hier wäre u. a. bevorzugt an Sonderklassen nur für Cochlear-Implant-Kinder in guten Lautsprachschulen, an Außenklassen von Gehörlosenschulen in Regelschulen oder an Klassen in Schwerhörigenschulen zu denken, in denen die Hörerziehung als ein ständig zu beachtendes Unterrichtsprinzip gilt. Selbstverständlich müssen diese pädagogischen Einrichtungen eng mit solchen Kliniken kooperieren, die über eine reiche Erfahrung mit der Cochlear-Implant-Versorgung von Kindern verfügen.

Die Gehörlosenschule der Zukunft benötigt eine andere Konzeption

Ich weiß, daß ich mich mit solchen Empfehlungen nicht unbedingt beliebt mache. Schon wieder, so wird man einwenden, soll die Gehörlosenschule auf einen Teil ihrer traditionellen Schüler verzichten.

Darum wird sich gegen diesen Vorschlag Widerspruch erheben. Zu Unrecht, wie ich meine, wird man die Existenz einer liebgewonnenen pädagogischen Einrichtung gefährdet sehen. Mit Widerspruch gegen Neuerungen wird man jedoch deren Realisierung nicht aufhalten, man wird sie, wie die Geschichte immer wieder gezeigt hat, sogar eher beschleunigen.

Wer die Gehörlosenschule retten will, und sie muß gerettet werden, da wir sie auch in Zukunft benötigen, wenn auch in veränderter Form, der muß eine neue Konzeption für diese Schule entwickeln. Statt in „Positionspapieren" ihren Status quo festzuschreiben und alle neuen Trends möglichst schon im Keime ersticken zu wollen, sind Überlegungen nicht nur darüber angezeigt, welche Aufgaben dieser pädagogischen Institution ganz gewiß auch weiterhin verbleiben, sondern auch darüber, welche anderen, von ihr bisher überhaupt noch nicht oder nur unzureichend wahrgenommenen Aufgaben im Hinblick auf eine moderne Habilitation bzw. Rehabilitation hörgeschädigter Kinder, Jugendlicher und Erwachsener neu übernommen werden können. Es würde den Rahmen dieses Beitrags sprengen, die Gehörlosenschule für das 21. Jahrhundert zu beschreiben. Das muß einem eigenen Vortrag vorbehalten bleiben. Hier seien nur die Schlüsselwörter genannt, die dabei vorrangig zu bedenken sind: Innovation, Kreativität und Technologie.

Die Gehörlosenschule und mit ihr die gesamte Hörgeschädigtenpädagogik stehen heute, davon bin ich mehr denn je überzeugt, vor einem für sie wichtigen Wendepunkt. Fortschritte in der Medizin, neue Technologien, und dazu zählt auch das Cochlear Implant, sowie die zunehmenden neuen Möglichkeiten einer gemeinsamen Beschulung hörender und hörgeschädigter Kinder in Regelschulen haben eine neue Situation geschaffen, deren Bewältigung neue pädagogische Strategien notwendig machen. Warten wir nicht wie ein von einer Schlange überraschtes Kaninchen darauf, daß wir verschlungen werden. Verfallen wir nicht in den Pessimismus derer, die von hörgeschädigten Kindern nicht viel erwarten und sie darum mit totaler Kommunikation abspeisen. Strahlen wir das aus, was unserem Berufsstand angemessen ist, nämlich pädagogischen Optimismus. Noch nie waren die Chancen für eine wirkliche Lautspracherziehung hörgeschädigter Kinder so groß wie heute. Nützen wir sie.

Literatur

Conrad R (1979) The deaf school child. Harper & Rowe, London

Geers A, Moog J (1990) The CID Cochlear Implant Study: A progress Report. (Vortrag am 26.7.90 in Washington, DC)

Günther K, Strauß H, Schulte K (1984) Soziale und personale Merkmale gehörloser und schwerhöriger Jugendlicher. Neckar-Verlag, Villingen-Schwenningen

Hepp J (1946/47) Gegenwärtiger Stand der deutsch-schweizerischen Taubstummenhilfe. Neue Blätter für Taubstummenbildung 1: 22–24

John J (1971) Hearing aids work for profoundly deaf children. In: Report from Department of Auduology and Education of the Deaf, Vol II. University of Manchester 1971

Jussen H, Krüger M (1975) Manuelle Kommunikationshilfe bei Gehörlosen. Das Fingeralphabet. Marhold, Berlin

Lehnhardt E, Hirshorn MS (Hrsg) (1987) Cochlear Implant. Springer, Berlin Heidelberg New York Tokyo

Löwe A (1985) Innenohr-Implantate auch für gehörlose Kinder? In: Plath P (Hrsg) Innenohr-Implantate. Geers-Stiftung, Dortmund

Löwe A, Billich P (1979) Hörhilfen für hörgeschädigte Kinder. Marhold, Berlin

Lynas W, Huntington A, Tucker I (1989) A critical examination of different approaches to communication in the education of deaf children. Ewing-Foundation, Manchester

Markides A (1989) Integration: The speech intelligibility, friendship and associations of hearing impaired children in secondary schools. J Br Assoc Teachers Deaf 13: 63–72

Prillwitz S (1982) Zum Zusammenhang von Kognition, Kommunikation und Sprache mit Bezug auf die Gehörlosenproblematik. Kohlhammer, Stuttgart

Schulte K (1974) Phonembestimmtes Manualsystem. Neckar-Verlag, Villingen-Schwenningen

Taitl-Münzert I (1976) Jeder hat ein Gesicht. Mit Behinderten leben. Ein Ratgeber. Radius-Verlag, Stuttgart

Tucker I (1990) Ensuring curriculum access for able but severely hearing impaired students: a special school response. In: Stuckless R, Hicks D, Kingsford G (eds) Abstracts of Presentations at the 17th ICED. Rochester, New York, 1990, p 81

Uden A van (1956) Lautwahrnehmung und Sprachformenunterricht bei Taubstummen. In: Heilpädagogische Werkblätter. Institut für Heilpädagogik, Luzern

Cochlear Implant – Chirurgische Aspekte und Ergebnisse

E. Lehnhardt

Cochlear Implant steht für Innenohrprothese. Es eignet sich also nur für solche Patienten, deren Ertaubung Folge eines Funktionsausfalles des Innenohres ist. *Hörnerv*ertaubte Patienten können nicht mit einem Cochlear Implant versorgt werden. Sie machen allerdings nur weniger als 5% aller beidseitig Ertaubten aus, die übergroße Mehrzahl aller Ertaubten oder gehörlos Geborenen sind innenohrtaub.

Den Nachweis dafür, daß das Innenohr ausgefallen und der Hörnerv noch intakt ist, liefert der *Promontoriumstest* (Abb. 1). Bei ihm wird durch den Gehörgang und das Trommelfell hindurch eine Elektrode an die seitliche Wand des Innenohres angelegt. Von hier aus erreicht man mit elektrischen Impulsen den Hörnerv, der – für den Patienten meist sehr eindrucksvoll – mit einem Ton- oder Geräuschhören reagiert. Für diese Hörempfindung muß bei Pulsfrequenzen zwischen 100 und 800 oder 1600 pro Sekunde sowohl die Wahrnehmungsschwelle als auch der Pegel maximaler Behaglichkeit bestimmt werden. So entsteht eine Art von elektrischem Hörnervaudiogramm mit einer unterschiedlichen Dynamik zwischen t (threshold)-level und c (comfortable)-level. Leider erlaubt der Promontoriumstest nur eine grundsätzliche Aussage über die Funktion des Hörnervs, nicht aber eine quantitative Beurteilung. Das heißt, es bleibt die Frage offen, ob der Hörnerv noch mit 30000 Fasern voll intakt ist oder ob nur noch eine Restfunktion mit einer reduzierten Zahl für Hörnervenfasern besteht.

Prinzip aller Cochlear Implants ist die direkte Stimulation des Hörnervs durch adäquate elektrische Signale. Die direkte Stimulation sollte möglichst nahe an den Hörnervenfasern bzw. den Nervenzellen des Ganglion spirale angreifen; dies gelingt am besten, wenn die Elektroden in der Scala tympani des Innenohres plaziert

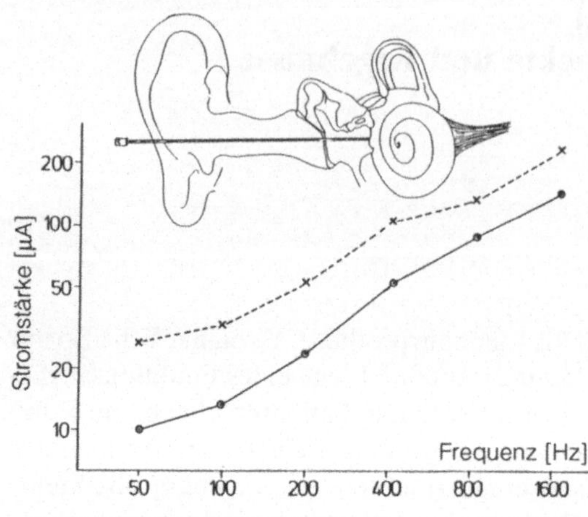

Abb. 1. Promontoriumstest zur Frage, ob bei Taubheit der Hörnerv noch auf die elektrischen Reize reagiert = „hört". Die den Strom zuführende Nadel ist durch den Gehörgang und das Trommelfell an die Schnecke angelegt (•—• = schwellenhafte Hörempfindung, x-----x = Pegel maximaler Behaglichkeit, beides jeweils in Abhängigkeit von der Stimulusfrequenz und der verwendeten Stromstärke)

werden (Abb. 2). Die Reizung muß adäquat sein, d.h. möglichst weitgehend den bioelektrischen Potentialen entsprechen.

Das Cochlear Implant enthält wie ein konventionelles Hörgerät ein Mikrophon und einen äußerlich tragbaren Teil, den sog. Sprachprozessor. Der Kontakt zu den implantierten Elektroden muß entweder direkt über eine perkutane Steckerverbindung erfolgen (Abb. 3 oben) oder über transkutane Induktion zu einem Mikrochip, der seinerseits die Reizzuleitung zu der jeweils angesteuerten Elektrode regelt (Abb. 3 unten).

Zwischen Mikrophon (*C* in Abb. 4) und Sprachprozessor ist – wiederum wie beim konventionellen Hörgerät – eine automatische Verstärkungskontrolle geschaltet. Im Sprachprozessor wird die Sprache elektronisch aufgeteilt in die Grundfrequenz und in die einzelnen Formanten, und es wird deren jeweilige Lautstärke bestimmt. Die Grundfrequenz dient als Frequenz der elektrischen Impulse, die

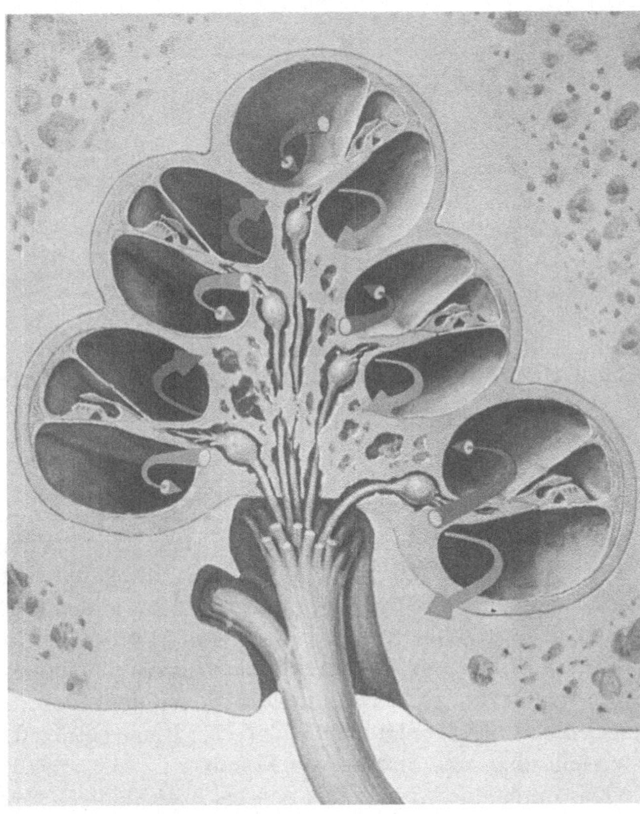

Abb. 2. Vereinfachter Längsschnitt durch die Schnecke. Jede der 2 1/2 Windungen besteht aus der (oberen) Scala vestibuli, der (mittleren) Scala media und der (unteren) Scala tympani, von der aus die Hörnervenfasern bzw. -zellen am besten zu stimulieren sind

Formanten bestimmen den Reizort innerhalb der Schnecke entsprechend der jeweiligen Elektrodenlage, und die Lautstärke regelt die notwendige Stromstärke. Der Sprachprozessor der Firma Cochlear Nucleus wiegt weniger als 100 g, und er ist in seinen Abmessungen nicht mehr viel größer als eine Zigarettenschachtel (*B* in Abb. 4).

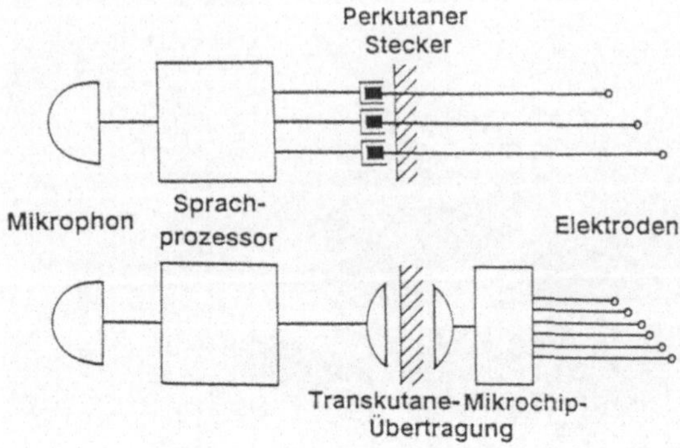

Abb. 3. Zwei Alternativen des Cochlear-Implant-Aufbaues: *oben* perkutane, *unten* transkutane Stimuluszuleitung

Vom Sprachprozessor führt ein Kabel zu der hinter dem Ohr getragenen Induktionsspule, die durch einen Magneten über dem Implantat gehalten wird (*D* in Abb. 4). Das Implantat enthält eine Empfängerspule und den Gegenmagneten sowie den gegen Feuchtigkeit sicher geschützten Mikrochip (*A* in Abb. 4). Das Implant hat etwa die Größe eines Zweimarkstückes und ist 6 mm dick. Von ihm führen 22 Drähte zu 22 Platinringen, die auf dem Elektrodenträger angeordnet sind. Der Durchmesser dieser Ringe beträgt 0,4–0,6 mm – verteilt über eine Strecke von 17 mm.

Das Implantat wird in einer ein- bis zweistündigen Operation so eingesetzt, daß der Mikrochip in einem kreisrunden Knochenbett hinter dem Ohr gelegen ist und daß der Elektrodenträger durch den ausgeräumten Warzenfortsatz und das Mittelohr hindurch mit den Elektroden in der Scala tympani der Schnecke liegt. Dazu muß die Cochlea unmittelbar vor dem runden Fenster eröffnet werden. Das Einführen des Elektrodenträgers sollte äußerst sorgfältig erfolgen, ohne jede Gewaltanwendung. Die Elektroden kommen auf diese Weise den peripheren Fasern des Hörnervs wie auch den Spiralganglienzellen sehr nahe (Abb. 5). Die korrekte Position der Elektroden innerhalb der Schnecke läßt sich röntgenologisch darstellen, die vorderste Elektrode reicht ~20–23 mm in die Schnecke hinein (Abb. 6).

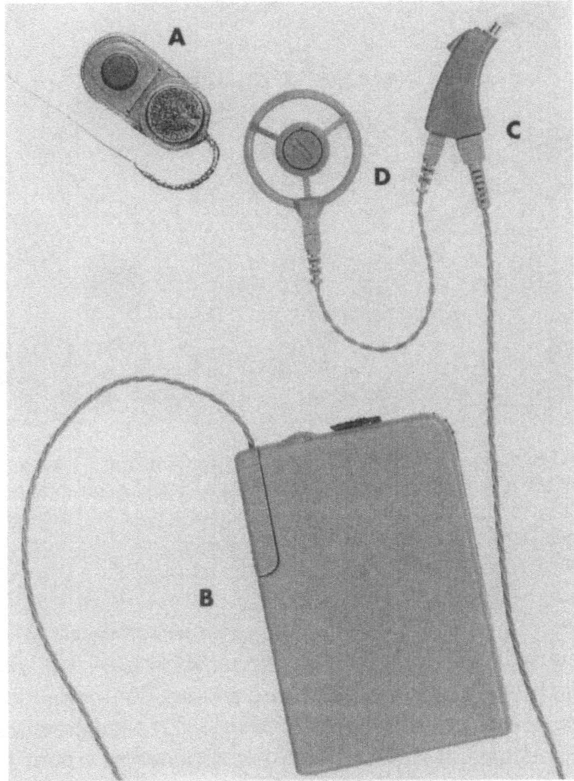

Abb. 4. Cochlear Implant Mini System 22 (*A* Implant mit Elektroden, Empfängerspule und Magnet, *B* Sprachprozessor, *C* Mikrophon, *D* äußere Sendespule mit Magnet)

Zusätzlich zu den Elektroden enthält der Elektrodenträger zehn Platin-Blindringe; sie dienen der Versteifung des Elektrodenträgers und dem Operateur zur Orientierung über die exakte Eindringtiefe in die Schnecke.

Die *Wund*heilung dauert 8–10 Tage, d. h. die Patienten müssen für 1 Woche nach der Operation stationär beobachtet werden. Bevor

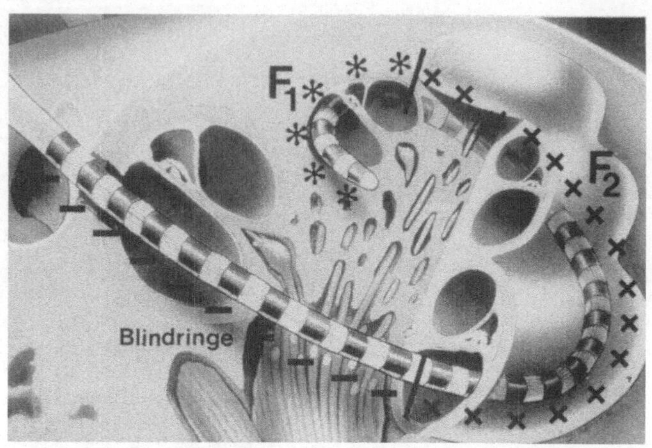

Abb. 5. Vereinfachter Blick in das Innenohr mit Elektrodenträger. Die vordersten 6 Elektroden werden hier vom I. Formanten angesteuert, die nächsten 16 vom II. Formanten; die restlichen 10 (Blind-)Ringe dienen vornehmlich dem Operateur zur Orientierung

aber mit der Anpassung des Sprachprozessors begonnen wird, sollte auch die *Ein*heilung des Implantats abgewartet werden, d. h. eine mehrwöchige Phase der Einscheidung des Implantats und damit der Akzeptanz durch den Organismus. Dementsprechend wird der Patient etwa 4 Wochen nach der Operation erneut für 2–3 Wochen wieder aufgenommen.

Während dieser Zeit erfolgt die Anpassung des Sprachprozessors. Dazu muß der Reizmodus bestimmt werden, d. h. die Frage beantwortet werden, ob jede Elektrode gegen die benachbarte oder gegen die übernächste oder über-übernächste geschaltet werden soll; man spricht von bipolar, bipolar +1 oder bipolar +2. Der Mode ergibt sich aus der Lautheitsempfindung bei elektrischer Reizung und diese wieder resultiert aus dem unterschiedlichen Funktionszustand des Hörnervs. Im jeweiligen Mode werden dann für die verbliebenen 21, 20 oder 19 Kanäle die Hörschwellen und die maximalen Behaglichkeitsschwellen bestimmt. Diese t- und c-level sollten möglichst weit voneinander entfernt liegen, entsprechend ei-

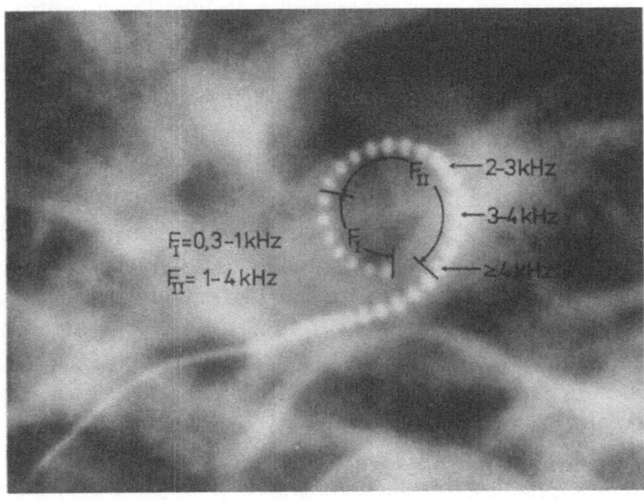

Abb. 6. Postoperatives Röntgenbild. Hier sind 7 Elektroden dem I. und 15 dem II. Formanten zugeschaltet mit Ausnahme der 7., 4. und 1. Elektrode, denen beim neuen Sprachprozessor (MSP) drei feste Frequenzbänder (Vocoder) zugeordnet sind

ner möglichst großen Dynamik, und sie sollten annähernd gleiche Lautheit in den verschiedenen Kanälen vermitteln. Zum generellen Verständnis muß man sich verdeutlichen, daß der Sprachprozessor bzw. die Elektroden keine Tonhöhen übertragen, sondern lediglich niederfrequente elektrische Impulse (< 220 Hz); die Tonhöhenempfindung entsteht erst im Organismus durch die unterschiedliche Anordnung der Elektroden – nahe der Schneckenspitze für tiefe und nahe der Schneckenbasis für hohe Töne.

Der Sprachprozessor wird für jeden Patienten individuell angepaßt; er ist auch nicht übertragbar. Die Anpassung muß während der ersten Wochen mehrfach verbessert und später in mehrmonatigen oder Jahresabständen kontrolliert und notfalls korrigiert werden.

Die Ergebnisse des Cochlear Implants sind in erster Linie abhängig von der Dauer der Taubheit und von der Art ihrer Entstehung. Je kürzer die Taubheit anhielt, um so lebendiger ist noch die Spracherinnerung, um so weniger muß man eine Degeneration auch des Hörnervs vermuten und um so weniger wird die zentrale Deprivation der Hörbahnen ausgebildet sein. Bezüglich der Genese der Taubheit lassen sich bessere Resultate von den Patienten erwarten, die langsam progredient ertaubten und langjährige Erfahrungen im Hörgerätegebrauch haben und auch dann, wenn eine ausschließliche Schädigung des Innenohres und ein vollständiges Erhaltensein der Hörnervenfunktion zu vermuten ist. Leider sind unsere diesbezüglichen Kenntnisse noch begrenzt. Wir wissen, daß z. B. Schädeltraumen und die Hirnhautentzündung (Meningitis) in vielen Fällen nicht ausschließlich das Innenohr treffen, sondern – wenn auch in geringerem Ausmaß – den Hörnerv und die Hörbahn.

An Hand des postoperativen Sprachverstehens ohne Lippenlesen unterscheiden wir drei Gruppen von Patienten (Tabelle 1). Als relativ enttäuschend ordnen wir die Patienten ein, die lediglich Vokale ohne Lippenlesen verstehen können, nicht aber Konsonanten oder

Tabelle 1. Ergebnisse von 119 Patienten (Mai 1990); von ihnen blieben 14 in Gruppe III, 36 gelangten in Gruppe II, und 69 konnten in die Gruppe I mit offenem Sprachverstehen (ohne Lippenlesen, *LR*) eingestuft werden. Mit Lippenlesen erreichten auch die Patienten der Gruppen II und III ein Verstehen von 41 bzw. 27 Wörtern pro Minute (*WPM*). Arithmetische Mittelwerte

Gruppe	N 119	Ertaubungsdauer (Jahre)	Wiederholung gesprochenen Textes Wörter/min		Konsonanten-Test %		Vokal-Test %	
			nur SP	LR + SP	nur SP	LR + SP	nur SP	LR + SP
I	**69**	9	**35**	59				
II	**36**	16	nicht getestet	41	**36**	80		
III	**14**	17	nicht getestet	27	nicht getestet	52	**43**	89

gar einen fortlaufenden Satz: Gruppe III. Eher zufrieden mit dem Ergebnis sind wir, wenn die Patienten Konsonanten zu mindestens 25% verstehen – wieder ohne Lippenlesen, wenngleich auch sie kein offenes Sprachverstehen erreichen: Gruppe II. Erfreulich ist der Gewinn für die Patienten, die beim sog. „speech tracking" einen vorgelesenen Text wiederholen können, wiederum ohne Lippenlesen: Gruppe I. Diese Patienten können pro Minute im Durchschnitt etwa 35 Wörter verstehen und wiederholen, allerdings mit erheblicher Schwankungsbreite zwischen 10 und 80 Wörtern pro Minute; der Normalhörende erreicht etwa ein Verstehen von 110 Wörtern pro Minute.

Offen blieb zunächst die Frage, ob die anfänglichen Erfolge auch auf Dauer bestehenbleiben. Unsere eigenen Erfahrungen erstrecken sich bislang über 6 Jahre. Aus Kontrolluntersuchungen geht hervor, daß sowohl die psychophysikalischen Daten, insbesondere die notwendigen Stromstärken, konstant bleiben und daß das Sprachverstehen sich in vielen Fällen so weit bessert, daß Patienten aus Gruppe III in Gruppe II und solche aus Gruppe II in Gruppe I aufsteigen. Einen technischen Ausfall des Implantats haben wir bei inzwischen 210 Patienten nur ein einziges Mal gesehen. Zur Explantation waren wir dreimal gezwungen, einmal wegen einer Nekrose der bedeckenden Haut, einmal wegen unvollständiger Einheilung bei einem Zustand nach nekrotisierender Scharlach-Otitis und einmal aus psychologischen Gründen. Alle 3 Patienten gehören zu den ersten 30 von uns operierten.

Ursprünglich als Kontraindikation betrachtete Faktoren wie Diabetes, Nierenversagen und Dialysepflicht oder Querschnittslähmung mit Bindung an den Rollstuhl haben sich als nicht relevant erwiesen. Zurückhaltend dagegen sind wir weiterhin bei Patienten mit zu hohen Erwartungen, bei solchen, die mehr von den Verwandten als vom eigenen Willen getrieben sind sowie bei psychologischen und sozialen Risiken.

Literatur

Clark GM, Blamey PJ, Brown AM et al. (1987) The University of Melbourne-NUCLEUS multi-electrode cochlear implant. Adv Otorhinolaryngol 38: 1–181

Lehnhardt E, Hirshorn MS (Hrsg) (1987) Cochlear Implant – eine Hilfe für beidseitig Taube. Springer, Berlin Heidelberg New York Tokyo

Rehabilitation von Kindern mit einem Cochlear Implant (CI) im Cochlear Implant Centrum (CIC) Hannover

B. Bertram

Generelles zur CI-Versorgung

Bedingt durch eine hochgradige Hörschädigung kommt es bei den betroffenen Kindern nicht zur Ausbildung des sensomotorischen Kreislaufes. Dies bedeutet: Das Kind ist nicht oder nur unzureichend in der Lage, eigene oder fremde sprachliche Äußerungen zu perzipieren. Damit gehen ihm entscheidende Informationen sowohl auf der prosodischen als auch auf der semantischen und kommunikativen Ebene der Sprache verloren, die im Normalfall dem ZNS zugeleitet würden. Eine Sprachentwicklung auf natürlichem Wege ist somit nicht zu erreichen. Zusätzlich erhält das hochgradig hörgeschädigte Kind keine oder nur unzureichende Informationen über nichtsprachliche akustische Erscheinungen seiner Umwelt. Die Möglichkeit, sie auf auditivem Wege zu erkennen, ist nicht gegeben oder stark begrenzt. Der defektive Input führt nicht nur zum Ausbleiben der sprachlichen Entwicklung, er wirkt sich notgedrungen auch negativ auf die Persönlichkeitsentwicklung aus, da entscheidende, entwicklungsstimulierende Reize dem Kind nicht zugänglich sind (Löwe 1990). Daraus leitet sich die Forderung ab, die Diagnose „hochgradige Hörschädigung“ zum frühestmöglichen Zeitpunkt zu stellen. Damit verbunden ist eine angemessene Versorgung mit hochwertigen und kindgerechten Hörgeräten und der Beginn einer umfassenden fachpädagogischen Frühbetreuung der betroffenen Kinder. Die Erstdiagnose macht ebenso dringend eine enge fachübergreifende Zusammenarbeit von HNO-Ärzten, Pädaudiologen und Fachpädagogen notwendig. Im Zuge der Frühförderung hochgradig hörgeschädigter Kinder muß eine weiterführende Verlaufsdiagnostik sichergestellt sein.

Die sachkundige Beratung der Eltern hat zum Ziel, deren Bereitschaft zu fördern, die Hörschädigung des Kindes anzunehmen, in angemessener Weise auf dessen Entwicklung einzuwirken und ihnen Konzepte für eine optimale Förderung und Entwicklung des Kindes aufzuzeigen, die das „individuelle Hörschädigungsmuster" berücksichtigen und den Hörentwicklungsprozeß grundsätzlich offenhalten. Die pädagogischen Bemühungen der Beratungsstellen für hörbehinderte Kinder wie Hausspracherziehung durch Fachpädagogen der Gehörlosen- und Schwerhörigenschule und die Arbeit mit Wechselgruppen zielen darauf ab, diese Kinder durch vielfältige Maßnahmen in ihrer Entwicklung zu fördern. Hörerziehung (hörgerichteter Sprachaufbau) soll vorhandene Hörreste mittels hochwertiger Hörgeräte aktivieren, um sie für die auditive Sprachauffassung zu nutzen.

Dies setzt aber voraus, daß es in einer die Sprachauffassung und Sprachentwicklung fördernde Umgebung aufwächst. Die Fachpädagogen haben die Aufgabe, nach Möglichkeiten zu suchen, die eine solche Entwicklung begünstigen und vorantreiben. Es darf bei allen Bemühungen und bei allem Optimismus nicht verkannt werden, daß es auch hörgeschädigte Kinder gibt, die aufgrund ihres „individuellen Hörschädigungsmusters" und trotz guter apparativer Versorgung und trotz intensiver Hör-Sprech-Erziehung sprachtaub bleiben. Sie können Lautsprache mit Hilfe von Hörgeräten nicht wahrnehmen. In solchen Fällen stellt das Cochlear Implant (CI) eine Alternative dar.

Durch das CI erhält das Kind Zugang zu den akustischen Erscheinungen. Es kann Umweltgeräusche, eigene und fremde Sprachproduktion auditiv wahrnehmen. Die ständige akustische Ankopplung bei eingeschaltetem Sprachprozessor ermöglicht die Perzeption vielfältiger Impulse – insbesondere durch die Spieltätigkeit. Hören ist somit nicht nur auf die Sprachwahrnehmung zu reduzieren, es wirkt stimulierend und fördernd auf alle Persönlichkeitsbereiche des Kindes. Das CI gewährleistet einen hohen Grad der akustischen Ansprechbarkeit des Kindes über den ganzen Tag. Dadurch sind die entscheidenden Voraussetzungen für die, wenn auch verspätete Hörfähigkeit und des Sprachgehörs geschaffen. Der technische Stand des Cochlear Implant Nucleus Mini System 22 ist so weit gediehen, daß eine erfolgversprechende Versorgung der Patienten vorausgesetzt werden kann.

Der Erfolg der CI-Versorgung wird im wesentlichen durch den Zeitpunkt der Ertaubung, dem bis dahin erreichten Sprachentwicklungsstand, durch die Dauer und den Verlauf der Taubheit bestimmt (Lehnhardt 1990).

Kinder waren zunächst an der HNO-Klinik der Medizinischen Hochschule Hannover von der Versorgung mit einem CI ausgeschlossen. Dafür gab es mehrere Gründe:

- „Der zu implantierende Teil erschien uns mit 11 mm zu dick für den Schädel des Kleinkindes,
- entsprechend dem Wachstum des Schädels befürchteten wir ein Herausschlüpfen des Elektrodenträgers aus der Schnecke,
- wir zweifelten an der Möglichkeit, im Verlaufe des noch langen Lebens die intracochleären Implantate auswechseln zu können,
- die Effektivität des Systems sollte sich erst im Laufe der Jahre bestätigt haben,
- die Dauerhaftigkeit des Implantats mußte sich erst im Laufe der Jahre bestätigt haben,
- die Differenzierung zwischen Innenohr- und Hörnerventaubheit an Hand des subjektiven Promontoriumstests ist bei Kleinkindern nicht möglich,
- die Frage, ob beim jeweiligen Kleinkind tatsächlich eine vollständige Taubheit vorliegt, sollte auch im Einzelfall zu beantworten sein,
- die individuelle Anpassung des Sprachprozessors erschien uns zu kompliziert, als daß sie auch bei wenig kooperativen Kleinkindern zu schaffen wäre“ (Lehnhardt 1990).

Die bis dahin offenen Fragen konnten inzwischen befriedigend beantwortet werden und die bisher insgesamt guten Ergebnisse bei nach völligem Spracherwerb ertaubten erwachsenen Patienten, die nachgewiesene Zuverlässigkeit des Cochlear Implants Nucleus Mini System 22 und neue medizinische Erkenntnisse haben dazu geführt, an der HNO-Klinik der Medizinischen Hochschule Hannover (MHH) unter Leitung von Prof. Lehnhardt seit 1987 nach Spracherwerb ertaubte Kinder mit einem CI zu versorgen. Seit Oktober

1988 gehören auch von Geburt an taube Kinder im Alter von 2–6 Jahren zum Patientenkreis der Klinik.

Interessierte Eltern wenden sich mit der Bitte um einen Voruntersuchungstermin auf Anraten eines Arztes, eines Pädagogen, einer anderen Institution oder aus eigenem Entschluß an die HNO-Klinik der MHH oder an das Cochlear Implant Centrum Hannover (CIC). Vorhandene Unterlagen über medizinische Untersuchungen bzw. pädagogische oder psychologische Gutachten sollten bereits vorher zur Verfügung gestellt werden. Die Eltern erhalten dann durch die HNO-Klinik einen Termin. In der Regel halten sich die Kinder in Begleitung eines Elternteils 3–5 Tage in der Klinik auf. Hier werden die Kinder einer aufwendigen medizinischen und audiometrischen Diagnostik unterzogen. Diese sieht wie folgt aus:

- ärztliches Aufnahmegespräch,
- HNO-Spiegeluntersuchung,
- audiometrische Tests,
- Vestibularisprüfung,
- Röntgenuntersuchung (Schädel-CT),
- evtl. Kernspintomographie (KST),
- Abklärung allgemeiner Risikofaktoren,
- Promontoriumstest (für Erwachsene und für ältere Kinder),
- Elektrocochleographie.

Nach den medizinischen Untersuchungen erfolgt ein Vorgespräch mit den Eltern im CIC Hannover. (Die Möglichkeit eines Wiederholungsgespräches besteht für die Eltern jederzeit.) Im Vorfeld der Untersuchungen wird durch das CIC ein pädagogisches Gutachten auf der Grundlage eines Fragebogens von den zuständigen pädagogischen Einrichtungen eingeholt (s. Fragebogen im Anhang). Zusätzlich wird eine orientierende Hörprüfung mit und ohne Hörgerät mittels einer Ablenkungsaudiometrie im Freifeld und mittels Klanggeräten durchgeführt. Ebenso wird die Fähigkeit der auditiven Sprachauffassung mit Hörgeräten überprüft (Einsilber, Zweisilber und andere Tests).

Die Schulen werden von den Ergebnissen der medizinischen Voruntersuchung über die Empfehlung des Zentrums mittels Arztbrief in Kenntnis gesetzt.

Die Übersichten I, II, III und IV im Anhang geben in gedrängter Form einen Überblick über das Voruntersuchungs- und Auswahlverfahren an der HNO-Klinik der MHH und dem CIC Hannover.

Die Notwendigkeit der Hörerziehung

Zur Zeit werden verschiedene Förderkonzepte zur Hörerziehung hörgeschädigter Kinder diskutiert. Dabei werden unterschiedliche Ausgangspunkte deutlich. Löwe (1987) weist auf die unterschiedlichen Ansätze in der Hörerziehung und der dort vertretenen Lehrmeinungen hin. Einig sind sich die Fachleute darüber, daß die Reifung der Hörbahnen und die Entwicklung der funktionalen Hörfähigkeit einem postnatalen Prozeß unterliegen. Sie sind Voraussetzung für die auditive Sprachperzeption. Einen wesentlichen Einfluß üben adäquate Umweltstimuli auf den Reifungsprozeß aus. Diese sollten in den ersten Lebensjahren angeboten werden, um die große Sensitivität und Plastizität des Gehirns in dieser Zeit zu nutzen. Die beiden ersten Lebensjahre sind durch größte Sensitivität gekennzeichnet, da sich in dieser Zeit die neuronalen Strukturen entwickeln. Die Zeit bis zum 4.–5. Lebensjahr sollte als kritische Phase der Hörentwicklung genutzt werden.

Die derzeitigen diagnostischen Verfahren lassen eine zuverlässige Aussage über das gesamte Ausmaß einer Hörschädigung bis zum 2. Lebensjahr nicht zu. Daraus resultiert, daß bei der Anbahnung der Lautsprachperzeption die Hörerziehung Vorrang hat. Werden gleichzeitig visuelle Zeichensysteme angeboten, ist der Prozeß der auditiven Lautsprachperzeption erschwert. Da die Möglichkeit besteht, daß Kinder mit gravierenden Hörschädigungen – aber Hörresten, wenn auch minimalen – aufgrund frühestmöglicher Versorgung mit optimalen Hörgeräten und einer frühestmöglichen Förderung eine funktionale Hörfähigkeit entwickeln können, ist die Diagnose „Gehörlosigkeit“ nicht als endgültig anzusehen. Jede Frühförderung ist als Individualförderung zu betrachten. Sie hat solche Bedingungen zu schaffen, daß die umfassende Förderung eines jeden Kindes abgesichert ist (Kröhnert 1990). Klingel (1987) führt an: „Gezielte

Lernakte können hörrestigen Kindern ihr geringes hörphysiologisches Potential erschließen und ihnen diese auditive Fähigkeit auf- und ausbauen lassen.“ „Elementare Hörerlebnisse“ sind die Voraussetzungen, um „audio-linguistische Erfahrungen“ aufzubauen; sie werden „als zusätzliche Unterscheidungs- und Entscheidungshilfen bei der Kommunikation wirksam.“ ... „Das Kind ist als psychischer Organismus aktiv am Lerngeschehen beteiligt. Die Wahrnehmungsleistung hängt als psychophysischer Vorgang außer von den Reizen auch von den Zuständen des Organismus und der Situationsbedingtheit ab“. Diese Grundsätze müssen auch bei der Hörerziehung von Kindern mit einem Cochlear Implant berücksichtigt werden.

Auswahlkriterien für die CI-Versorgung bei Kindern an der HNO-Klinik der MHH und am Cochlear Implant Centrum in Hannover

Die Auswahlkriterien für die Versorgung von hörgeschädigten Kindern mit einem CI haben eine nachhaltige Auswirkung auf den Erfolg der Rehabilitation. Als Auswahlkriterien für die HNO-Klinik der MHH und für das CIC Hannover gelten u. a.:

- eine beidseitige vollständige Taubheit oder so geringe Hörreste, daß trotz frühzeitiger und optimaler Versorgung mit Hörgeräten und trotz adäquater Hörerziehung keinerlei Nutzen für die Sprachperzeption erreicht werden konnte und somit nach Meinung aller beteiligten Fachleute und der Eltern eine Sprachtaubheit vorliegt,
- keine röntgenologische Kontraindikationen wie Aplasie der Cochlea, Obliteration der Cochlea-Hohlräume,
- keine medizinische Kontraindikationen wie neurale Taubheit, therapieresistente Krampfleiden, chronische floride Mittelohrentzündungen,
- kein überhöhtes Narkoserisiko,
- ein guter Gesundheitszustand,
- kein überhöhtes Operationsrisiko,

- ein sich in der Norm bewegender psychischer und kognitiver Entwicklungsstand,
- eine gute Kooperationsbereitschaft der Eltern bei Fördermaßnahmen,
- ein motiviertes soziales Umfeld (Eltern, Verwandte), das die Hörbehinderung des Kindes akzeptiert und eine realistische Erwartungshaltung in bezug auf den Erfolg der CI-Versorgung zeigt,
- die Bereitschaft der zuständigen Schulen (in der Regel Gehörlosen- und Schwerhörigenschulen), die vornehmlich audio-verbale Habilitation und Rehabilitation in einer für das Kind optimalen Weise zu übernehmen,
- die Zurückstellung für mindestens 8 Monate von Kindern, die erst kurze Zeit mit Hörgeräten versorgt wurden oder bei denen der Verdacht auf mögliche, für den Spracherwerb verwertbare Hörreste besteht. In dieser Zeit muß die Bereitschaft und die Möglichkeit für eine adäquate Hörerziehung durch die Eltern und durch die zuständigen pädagogischen Einrichtungen gewährleistet sein. Sind auch dann keine nennenswerten Verbesserungen in der auditiven Sprachauffassung erreicht worden, ist erneut eine Vorstellung in der Klinik zu erwägen. Für Kinder, die nach einer Meningitis ertaubt sind, ist eine baldige Versorgung mit einem CI angezeigt, da die Gefahr der Obliteration der Cochlea-Hohlräume besteht.

Bei der Patientenauswahl spielen neben anatomisch-physiologischen Bedingungen auch psychosoziale Aspekte eine Rolle. Sie haben einen wesentlichen Einfluß auf den Erfolg der postoperativen Habilitation und Rehabilitation in bezug auf das auditive Spracherkennen.

Vortraining und Erstanpassung des Sprachprozessors (SP)

8 Tage nach der Operation erfolgt schon das Vortraining auf die spätere Erstanpassung des Sprachprozessors (SP). Sowohl das Vortraining als auch die erste Anpassung des Sprachprozessors leiten die postoperative Rehabilitation gleichwohl ein. Das Vortraining macht

die Kinder in spielerischer Form vertraut mit der Handhabung des SP, des Headset und der Sendespule. Sie lernen die Anforderungen kennen, die bei der Anpassung des SP an sie gestellt werden wie die Angabe von „aus" und „an", „leise" und „laut" und in Abhängigkeit von Alter und Hörerfahrung die Angabe „hoch" und „tief" und „gleich" und „ungleich". Das Vortraining macht die Kinder auch vertraut mit den Personen, die an der Anpassung beteiligt sind. Sie lernen die Räumlichkeiten und die Geräte kennen. Somit ist eine erste Vertrauensbasis gelegt, und die Kinder kommen vorbereitet zur 1. Sitzung nach 4–5 Wochen.

Das Alter der Kinder und ihr individueller Entwicklungsstand bestimmen das pädagogische Vorgehen im Training. Die Eltern sind voll miteinbezogen. Zur Erstanpassung oder auch zu späteren Terminen sind die zuständigen Pädagogen eingeladen, um das Procedere kennenzulernen und sich über alle Fragen zu informieren, die mit dem CI im Zusammenhang stehen.

Die Anpassung des Sprachprozessors bei Kindern gestaltet sich mitunter schwierig, da Aufmerksamkeit und Kooperationsbereitschaft oft schnell nachlassen. Wir bedienen uns daher verschiedener Hilfsmittel, um eine längere Bereitschaft der Mitarbeit zu erreichen. Ziel des „tune up" ist das Auffinden der Hörschwelle (T-level = treshold level) der maximalen Behaglichkeitsschwelle (C-level = comfortable level) und die Einordnung der Tonhöhen sowie die Angleichung der Lautheit. Kinder, die vorher nie gehört oder längere Zeit nicht gehört haben, reagieren häufig empfindlich auf bereits geringe Lautstärken. Dies fordert ein umsichtiges und behutsames Vorgehen.

Bei der Erstanpassung stützen wir uns auf objektive Daten (elektrische Stapediusreflexschwellen), die während der Operation in Narkose ermittelt werden. „Die elektrische Stapediusreflexschwelle liegt etwa am Übergang vom mittleren zum oberen Drittel des Dynamikbereichs zwischen minimaler Hörempfindung (T-Level) und maximalem Comfortable Level (C-Level). Die Stromstärken, mit denen der Reflex schwellenhaft auslösbar ist, geben uns so einen hinreichend verläßlichen Anhalt dafür, welche Werte bei der Anpassung des Sprachprozessors nicht überschritten werden dürfen" (Lehnhardt 1990).

Zunächst werden solche Werte als maximale Lautstärke eingestellt, die die Kinder ohne Ablehnung tolerieren. Wir akzeptieren bewußt, daß diese Lautstärken für ein Sprachverstehen zunächst nicht ausreichen. Das Ziel der 1. Anpassung, nämlich daß die Kinder den SP eingeschaltet über den ganzen Tag tragen und akustisch stimuliert werden, wird dadurch in der Regel erreicht. Nach der 1. Anpassung haben die Eltern die Aufgabe, ihr Kind zu beobachten und Verhaltensänderungen zu beschreiben, die Hinweise liefern, ob u. U. das erstellte Programm zu laut ist. Weitere Konditionierungsübungen am Computer mit den Stimulationswerten für T-level und C-level sollen besonders die kleinen Kinder nach und nach befähigen, auf den wahrgenommenen elektrischen Stimulus immer exakter zu antworten (z. B. Ablegen eines Klötzchens, An- und Ausschalten eines Lämpchens, Betätigen des Schiebeknopfes des Anzeigegerätes in die gewünschten Positionen „leise", „laut" etc.).

Um ein voll funktionstüchtiges Sprachprozessorprogramm und um genaue psychophysikalische Daten der Kinder zu erhalten, sind weitere Sitzungen in zeitlich vorgegebenen Intervallen und die zunehmende Hörerfahrung der Kinder mit dem SP notwendig. Jede Anpassung des SP erfordert einen auf die individuellen und zur Zeit der Anpassung aktuellen Belange eines jeden Kindes abgestimmtes Vorgehen, d. h. die Kooperationsbereitschaft, die Konzentrationsfähigkeit und die Hörerfahrung des Kindes sind zu beachten und fordern eine feinfühlige, methodische Vielfalt und eine gut eingespielte Kooperation zwischen Ingenieuren, Eltern und Pädagogen (Bertram u. Battmer 1990).

Der Aufenthalt der Kinder im Cochlear Implant Centrum während der Initialphase der Hörerziehung, verteilt auf ein Jahr, bietet dafür ideale Voraussetzungen.

Bei der Erstanpassung sind aus pädagogischer Sicht insbesondere die aktuelle psychische Verfassung der Kinder, ihre Erwartungshaltung und ihre Ängste zu berücksichtigen. Aufgrund der Erfahrung „Operation" muß mit einem gewissen Mißtrauen der Kinder gerechnet werden.

Dies verbietet ein starres Vorgehen. Vielmehr sind ein flexibles und geschicktes Reagieren auf die jeweilige Interessenlage der Kinder und ihre behutsame Führung gefordert. Ein weiterer Gesichtspunkt ist im Zusammenhang mit der CI-Versorgung zu bedenken: Das Hören mit dem CI ermöglicht es den Kindern nun, bisherige Erfahrungsdefizite dieses Sinnesbereiches in angemessener Zeit zu minimieren, aufzuholen oder gar zu überwinden.

Die Operation und die damit eröffneten Möglichkeiten in eine „Welt des Hörens" hineinzuwachsen, stellt einen nicht unerheblichen Eingriff in bis dahin gefestigte und geübte Kommunikations- und Interaktionsformen und in das bisherige Gleichgewichtsgefüge der Familie dar.

Allein der Entscheidungsprozeß der Eltern für die CI-Versorgung ihrer Kinder ist geprägt durch eine Vielzahl von Schwierigkeiten, Abwägen von Risiken, Unsicherheit, Schwankungen in der Erwartungshaltung, Schuldgefühlen, Ängsten, etwas zu versäumen, Hoffnungen, mit dieser Operation ungeahnte Möglichkeiten in der Entwicklung der Kinder zu eröffnen.

Gerade darum haben wir den Eltern und Kindern Hilfe zu geben und sie bei der Überwindung der temporär zu erwartenden Destabilisierung ihres psychosozialen Gleichgewichts zu begleiten.

Die Bewahrung der Integrität der Kinder muß oberstes Gebot unseres Handelns sein.

Das Cochlear Implant Centrum Hannover (CIC)

Seit Juli 1990 steht Kindern, die an der HNO-Klinik der MHH mit einem CI versorgt wurden, eine spezielle Nachsorgeeinrichtung zur Verfügung. Das CIC befindet sich in der Trägerschaft der Stiftung Hannoversche Kinderheilanstalt und wird notwendigerweise finanziell gefördert durch die Deutsche Cochlear Implant Gesellschaft e. V. Insgesamt verfügt das Haus über 14 Räume. Im Zentrum arbeiten z. Z. (1991) drei Hörgeschädigtenpädagogen, eine Sprachtherapeutin, eine Logopädin, eine Erzieherin, eine Sekretärin, zwei Diplom-Ingenieure und zwei Hausangestellte.[1] Sie sind verantwort-

[1] Seit Oktober 1991 verfügt das CIC über ein zweites Haus. Damit können nun 10 Kinder stationär betreut werden.

lich für alle pädagogischen und technischen Belange. Die enge Zusammenarbeit mit der HNO-Klinik der MHH ist ein Grundpfeiler dieser Einrichtung.

Das CIC hat sich zur Aufgabe gestellt, die postoperative Habilitations- und Rehabilitationsphase (audio-verbale Hörerziehung) für die Kinder einzuleiten, für jedes Kind über einen langgeplanten Zeitraum ein optimales Programm des Sprachprozessors (SP) zu erstellen, die weitere Nachsorge abzusichern und eine enge Zusammenarbeit mit den nachbetreuenden pädagogischen Einrichtungen anzustreben. Das Zentrum, derzeit weltweit das einzige seiner Art, bietet gute Bedingungen für eine familien- und kindbezogene intensive psychologisch-pädagogische Nachsorge. Es wird auch weiter daran gearbeitet, die Vor- und Nachsorge zu optimieren.

In gemeinsamen Überlegungen mit Eltern, Pädagogen der Gehörlosen- und Schwerhörigenschulen ist der bestmöglichste Weg für eine hörgerichtete und ganzheitliche Förderung dieser Kinder zu suchen. Es wird angestrebt, Kinder mit einem CI in Einrichtungen der Schwerhörigenschulen zu integrieren, in Einzelfällen u.U. in Regelschulen.

Im CIC können maximal 10 Kinder mit je einer Bezugsperson stationär aufgenommen werden. Das Zentrum betreut auch weiterhin die Kinder, die vor dessen Eröffnung mit einem CI versorgt wurden. Es ist geplant, die Kinder postoperativ über 12 Wochen, verteilt auf 2 Jahre, intensiv zu betreuen. Sie erhalten ca. 25–27 Einzelförderungen à 30 Minuten pro Woche und wechseln am Tage mehrmals den Pädagogen (= Sprecher).

Der Morgenkreis und andere Aktivitäten fördern das Gemeinschaftserleben. Auch die weitere Betreuung dieser Kinder fällt in die Zuständigkeit des Zentrums. Bisher werden durch das CIC Hannover 61 mit einem CI versorgte Kinder betreut. Von diesen 61 Kindern sind 18 von Geburt an taub (Tabelle 1 und 2).[2]

---

[2] Stand September 1991 74 Kinder aus dem Bundesgebiet; davon 24 von Geburt an taub, 31 im Alter von 0–2 Jahren ertaubt und 19 bei der Ertaubung älter als 2 Jahre.

Tabelle 1. Altersverteilung der von uns untersuchten ertaubten Kinder

Altersverteilung [Jahre]	[n]
2– 4	10
4– 6	17
6– 8	13
8–10	11
10–12	2
12–14	2
älter als 14	6

Tabelle 2. Ursachen der Ertaubung

Ursache	Anzahl
Meningitis	29
Meningo-Enzephalitis	2
Mittelohrentzündung	1
Sauerstoffmangel	1
Ototoxika	1
Rötelnembryopathie	2
Röteln-Impfung	1
Genetische Ursachen	4
Pendred-Syndrom	1
Unbekannt	17
Keine Daten	2
Gesamt	61

Aufgaben des CIC Hannover

Das Cochlear Implant Centrum Hannover hat eine Vielzahl von Aufgaben zu lösen. Die Versorgung von Kindern mit einem CI macht eine fachübergreifende Zusammenarbeit von Ärzten, Pädaudiologen, Ingenieuren und Fachpädagogen zwingend notwendig. Nicht minder wichtig ist die enge Zusammenarbeit mit den Eltern der betroffenen Kinder. Die Aufgaben des CIC Hannover stellen sich wie folgt dar:

1. Kontaktaufnahme zu Landesbildungszentren für Hörgeschädigte, zu Gehörlosen- und Schwerhörigenschulen, pädaudiologischen Beratungsstellen und anderen pädagogischen Einrichtungen im Vorfeld der medizinischen Voruntersuchungen und pädagogischen Begutachtung hochgradig hörgeschädigter Kinder betreffs einer möglichen Cochlear-Implant-Versorgung (Einholen eines fachpädagogischen Gutachtens mittels eines Fragebogens).

2. Vorgespräche mit den Eltern zu nachstehenden Punkten:
   – bisherige Erfahrungen der Eltern mit der Hörschädigung des Kindes, daraus resultierende Konflikte für die Familie und ihre

Auseinandersetzung mit der Hörschädigung; bisher erfolgte Fördermaßnahmen durch die Eltern, durch medizinische und pädagogische Einrichtungen; Motivation der Eltern für eine mögliche CI-Versorgung ihres Kindes,
- medizinische und pädagogische Auswahlkriterien für eine CI-Versorgung,
- Informationen über Funktionsweise und Bedienung des Sprachprozessors und des Implantates (schriftliches Informationsmaterial und Video),
- Erarbeitung einer realistischen Einstellung zu den Leistungsmöglichkeiten des CI in Abhängigkeit von Ertaubungszeitpunkt, Ertaubungsdauer und individuellem Entwicklungsstand des Kindes,
- Information über den Ablauf der Operation und Darstellung der möglichen Risiken,
- Information über die spielerische und individuelle Vorbereitung des Kindes auf die Anforderung der Erstanpassung des Sprachprozessors – Vortraining – (Demonstration auch durch Video),
- pädagogische Begutachtung der Kinder (orientierende Überprüfung der Grob- und Feinmotorik, orientierende Hörprüfung mit Hilfe des Audiometers, Geräusch- und Sprachwahrnehmung mit und ohne Hörgerät,
- Aufklärung der Eltern darüber, daß Vorgespräch und Voruntersuchung sie in keiner Weise an eine Entscheidung binden,
- Angebot an die Eltern zu Wiederholungsgesprächen oder weiteren Informationsmöglichkeiten (die Eltern können sich im Zentrum mit anderen Eltern, deren Kinder bereits mit einem CI versorgt wurden, über deren Erfahrungen austauschen).

3. Weitere Aufgaben sind:
   - Individuelle und spielerische Anpassung des Sprachprozessors in mehreren Sitzungen zur Erstellung eines optimalen SP-Programms in zeitlich vorgegebenen Intervallen,
   - Einbeziehung des Fachpädagogen des Heimatortes bei der Erstanpassung oder bei späteren Anpassungen des SP, Information zu Fragen der CI-Versorgung und Absprache über die

Möglichkeiten einer optimalen, die Gesamtpersönlichkeit und Individualität des Kindes berücksichtigende Förderung und Integration,
- ständiger Erfahrungsaustausch zwischen Eltern, Fachpädagogen des Heimatortes und Mitarbeitern des CIC über Entwicklungsfortschritte des Kindes und Diskussionen zur Überwindung eventuell auftretender Schwierigkeiten,
- postoperative Hörerziehung zur Anbahnung eines Spracherwerbes auf vorrangig auditivem Wege, die sich als Teilaspekt in alle Bemühungen um die Entwicklung der Gesamtpersönlichkeit des Kindes harmonisch einzugliedern hat,
- Elternarbeit als wichtiger Faktor der Rehabilitation (in Einzel- oder Gruppengesprächen sollen die Eltern die Möglichkeiten erhalten, eigene Erlebnisse, Erfahrungen und Konflikte darzustellen, die sie durch die Hörschädigung des Kindes erfahren haben),
- Gespräche mit den Eltern zu Fragen der Hör-Sprecherziehung im Alltag (der tägliche Kontakt zwischen Eltern und Pädagogen im Zentrum gewährleistet einen intensiven Gedankenaustausch und läßt die gewonnenen Erfahrungen beider Gesprächsseiten in die Arbeit einfließen),
- Durchführung von Elternseminaren zu festumrissenen Themen,
- Befähigung der Eltern und Kinder zur sachgemäßen Bedienung des Sprachprozessors; Fehlersuche,
- Hospitation von Mitarbeitern des CIC in pädagogischen Einrichtungen, die Kinder mit einem CI betreuen und fördern,
- Erfahrungsaustausch mit und Hospitationen von Fachpädagogen und Mitarbeitern anderer Fachgebiete,
- Erarbeitung von Empfehlungen für die Hörerziehung von Kindern mit einem CI,
- Erarbeitung von audiovisuellen Computerprogrammen und anderen Hilfsmitteln,
- Erarbeitung einer Überprüfungsbatterie der auditiven Fähigkeiten,
- Überprüfung des Entwicklungsstandes der auditiven Sprachauffassung mittels CI im Zeitintervall von 6 Monaten.

Schwerpunkte der Hör-Sprecherziehung des CIC Hannover

Die Hörerziehung der CI-versorgten Kinder in der Initialphase der Habilitation und Rehabilitation nach erfolgreicher Operation und nach der Erstanpassung des Sprachprozessors richtet sich auf die Anbahnung einer natürlichen auditiven Aufmerksamkeit (Neugier) der Kinder und ihre allmähliche Zuwendung zu den vielfältigen akustischen Erscheinungen ihrer Umwelt. Das Hauptfeld zum Erreichen dieser Aufmerksamkeit sind das Spiel, die Alltagssituation des Kindes und die damit verflochtenen Gesprächsmöglichkeiten zwischen Eltern und Kind. Dabei lernt es in kindgemäßer Weise, daß es in einer Welt von Geräuschen und in einer Welt von Sprache lebt. Vielfältige Aktivitäten in gezielten Hörübungen sollen diese Erkenntnis erweitern – der Einsatz der Lautsprache steht im Mittelpunkt der Rehabilitation. Dabei werden neben der auditiven Sprachauffassung sowohl „kommunikativ-sprachliche" und „sprachlich-kognitive Aspekte" als auch „die Prozesse der Informationsgewinnung abzusichern" zu berücksichtigen sein (Ding 1987).

Bei allen Rehabilitationsmaßnahmen darf die psychische Situation des Kindes, das Erleben seiner Taubheit oder seiner Ertaubung, nicht vergessen werden. Hier ist eine behutsame Führung des Kindes angezeigt. Ebenso wichtig ist die Zusammenarbeit mit den Eltern. Durch gemeinsame Gespräche mit ihnen sollen Schwierigkeiten überwunden werden, die durch die aktuelle Situation entstehen.

Unsere Bemühungen zielen auch darauf ab, den Kindern die eigene Stimme bewußt zu machen und diese als entscheidendes Ausdrucksmittel eigener Bedürfnisse in der zwischenmenschlichen Kommunikation einzusetzen. Hier sei auf A. Braun (1986) verwiesen: „Zur Erfahrung der akustischen Möglichkeit gehört auch die Selbstwahrnehmung, vor allem die Wahrnehmung des eigenen Sprechens und der eigenen Sprachproduktion, die in eine engere und direktere Beziehung zur Umgebung bringen können und so die Kommunikationsunsicherheit vermindern." Sprachkompetenz des Kindes und die Situation, in der Sprache benutzt wird, bestimmen ihren Einsatz und Umfang. Die Zusprache ist durch Wiederholung und durch Variation des Sprachinhaltes gekennzeichnet. Dynamik, Rhythmus und Melodie spielen in der sprachlichen Zuwendung eine große Rolle, da sie starken emotionalen Charakter tragen und entscheidende Elemente des Sprachverstehens sind. Dauer, Intensität und Inhalt der Hörerziehung orientieren sich an den individuellen Besonderheiten, an der Kooperationsbereitschaft, an den auditiven Fähigkeiten in der Sprachwahrnehmung und am Sprachverstehen des Kindes. Die Aktivität des Kindes im Spiel, der Wissensdrang und seine natürliche Neugierde sind umfassend zu nutzen. Hier bieten sich gute Ansatzpunkte für die Hörerziehung, das Hören und Verstehen zum Bedürfnis werden zu lassen. Der Sinnestätigkeit „verstehendes Hören“ muß ein vorrangiger Platz im Zusammenwirken aller Sinne zukommen; der auditive Kanal muß sich zum führenden Informationskanal in der Sprachauffassung entwickeln. Darum sollten alle künstlichen Zeichensysteme [künstliche Gebärde, PMS (phonembestimmtes Manualsystem) etc.] entfallen. Gruppen- und Einzelarbeit wechseln sich ab. Der Gruppenarbeit ist große Beachtung zu schenken. Rhythmisch-musikalische Elemente, Elemente der Bewegungserziehung lassen sich hier unter dem Aspekt der Geräusch- und Sprachwahrnehmung in kindgemäßer und spielerischer Form miteinander verknüpfen (z. B. Kinderreime, Kinderlieder und deren spielerische Umsetzung, Bewegungsspiele).

Hörerziehung ist über einen Zeitraum von mehreren Jahren zu planen, da auch nichtgeschädigte Kinder eine angemessene Zeit benötigen, bevor sie erste Wörter verstehen und diese sprechen können. Die Hörerziehungsphase im CIC unmittelbar nach der Erstanpassung des Sprachprozessors stellt daher nur einen Anfang im Hörerziehungsprozeß dar. Die Eltern und die nachbetreuenden pädagogischen Einrichtungen müssen den beschrittenen Weg der auditiven Sprachauffassung (Hör-Sprecherziehung) weitergehen und die angebahnten und erworbenen auditiven Fähigkeiten erweitern und festigen.

Die Entwicklung der auditiven Sprachauffassung, des Sprachverstehens und der Sprachfertigkeiten mittels eines Cochlear Implants wird sich über die Geräusch- und Sprachwahrnehmung, über die Diskriminationsfähigkeit prosodischer Merkmale der Sprache und über die sich entwickelnde Perzeptionsfähigkeit segmentaler Anteile der Sprache, bis hin zur ganzheitlichen Sprachauffassung entwickeln. Am Anfang der auditiven Sprachauffassung steht also neben der Entwicklung der akustischen Aufmerksamkeit das Aufnehmen der prosodischen Anteile der Sprache. Damit verbunden sind aber späterhin auch eine behutsame Sprechkorrektur und die allmähliche Entwicklung der phonetisch-phonologischen Präzisierung. Sie sind jeweils in Abhängigkeit von der sprachlichen Situation anzuwenden.

Es ist zu erwarten, daß nicht jedes Kind die Fähigkeit für ein offenes Sprachverstehen (ohne Lippenlesen) erreichen wird.

Die Voraussetzungen, die jedes Kind mit sich bringt (der allgemeine Entwicklungsstand, Intelligenz, Sprachbegabung, sprachliche Kompetenz) und die Förderung durch die pädagogischen Einrichtungen sind sehr verschieden. Einfluß auf die Hörerziehung haben ebenso der unterschiedliche Anteil neuraler und zentraler Schädigungen. Der Erfolg der Hörerziehung ist auch von der Tatsache abhängig, ob ein Kind von Geburt an taub, während oder nach dem Spracherwerb ertaubt ist. Die Dauer der Taubheit ist ebenfalls ein wichtiges Faktum. Diese Umstände bestimmen die Vorgehensweise in der Hörerziehung. Während wir bei Kindern, die nach dem Spracherwerb ertaubt sind, vorwiegend auditiv vorgehen können (ohne diese Vorgehensweise überzustrapazieren), muß die Vorgehensweise bei von Geburt an tauben Kindern eine andere sein. Sie wird sich zunächst auditiv-visuell gestalten. Der Schwerpunkt muß aber dabei auf der auditiven Ausrichtung des Kindes liegen. Je mehr das Kind in der Lage ist, Lautsprache auditiv zu erfassen, um so weniger braucht Wert auf das visuelle Erfassen der Sprache gelegt zu werden. Eltern und Pädagogen sind gefordert, den bestmöglichsten Weg der Förderung zu suchen und dem Kind eine vielseitige Entwicklung seiner Persönlichkeit zu ermöglichen. Nur die Auseinandersetzung mit der Sprache befähigt das Kind, Sprache als Mittel der Erkenntnis impressiv und expressiv zu nutzen.

Prinzipien der Hör-Sprecherziehung für Kinder mit einem Cochlear Implant

Das Konzept der Hör-Sprecherziehung im CIC Hannover geht vom Grundsatz aus: Das Kind steht mit seinen individuellen Bedürfnissen im Mittelpunkt aller pädagogischen Bemühungen. Hörerziehung ist ein Teilaspekt in der Persönlichkeitsentwicklung des hörgeschädigten Kindes und hat sich sinnvoll in seine „Gesamtsinnestätigkeit" einzugliedern. Braun (1986) führt dazu aus: „Von hörpädagogischer Warte her wird die Einbettung des Hörenlernens in die Gesamtsinnestätigkeit als Prinzip gesehen, wobei sensomotorische, kybernetische Faktoren und das Reafferenzprinzip der Wahrnehmung mit beachtet werden."

Am Anfang unserer Arbeit stehen das Erstellen eines funktionstüchtigen Sprachprozessorprogramms und dessen ständige Verbesserung, die Akzeptanz des eingeschalteten SP durch die Kinder über den ganzen Tag und das Gewöhnen an den durch den SP vermittelten Höreindruck. Die Kinder sollen nach und nach ihre „neue Umwelt" voller Geräusche und Sprache entdecken und ihr mit Neugier begegnen. Hören soll zum Bedürfnis und als angenehm empfunden werden. Ein gezieltes Wahrnehmungstraining ist anfangs notwendig, um die neuen akustischen Eindrücke, die der SP vermittelt, zu erfassen und zu verarbeiten. Der Zugewinn an Hörerfahrung wird es den Kindern schrittweise erleichtern, immer besser bei der Erarbeitung des SP-Programmes mitzuarbeiten und die Angaben für T-level und C-level exakter anzugeben. Akustische Eindrücke zu erfassen, kann nicht ausreichen – es muß vielmehr angestrebt werden, funktionale Unterschiede zu erfassen und damit Bedeutungen zu erschließen (Lindner 1977). A. Braun (1986) merkt an: „Die Erfolge des Hörenlernens beweisen sich nicht nur bei der Reproduktion der Hörreize, sondern vielmehr im sinnvollen Reagieren auf akustische Signale und der Aufschließung aller Sinne für das Erfassen der Wahrnehmungswelt." Das Gespräch mit den Kindern beim Spiel und in jeglichen Alltagssituationen bleibt Hauptfeld der Hörerziehung. Der lautsprachliche Umgang mit ihnen bei allen Tätigkeiten ist von großer Bedeutung, d. h. Hör-Sprecherziehung hat bei den Aktivitäten der Kinder anzusetzen, für die sie besonderes Interesse aufbringen. Dies schließt nicht aus, daß gezielte Hörübungen durchgeführt werden.

Aber gezielte Hörübungen allein machen keinen Sinn. Sinnvolles Gestalten solcher Übungen bedeutet, sie stets auch in einen natürlichen sprachlichen Kontext einzubinden. Hier sei nochmals auf Braun (1986) verwiesen, der davor warnt „einseitig den Gehörsinn" zu beanspruchen. Spielerisches Vorgehen, das Nutzen natürlicher Wahrnehmungssituationen und pädagogisches Geschick, das den unmittelbaren Bedürfnissen des Kindes angemessenen Raum läßt, tragen dazu bei, auch gezielte Hörübungen emotional und für das Kind anregend zu gestalten. Graf (1986) führt dazu aus: „Durch die Unmittelbarkeit des Erlebens und die Kopplung von *Hören und Sprechen* wird das Einspeichern von Höreindrücken von Kurzzeit- in das Langzeitgedächtnis begünstigt." Und weiter: „Die ‚Erinnerungsmatrize' im Gehirn wird vor allem durch die Selbsttätigkeit des Lernenden angereichert. In diesem Sinne wird ein Umweltsignal nicht nur benannt, sondern besprochen und eventuell in seiner Struktur nachgeahmt, z.B. ein Rattern, Tuten (Tatü Tatü), Rauschen, Pfeifen."

Die wichtigste Ebene der Hörerfahrung bleibt aber die ganztägige akustische Ankopplung durch den eingeschalteten Sprachprozessor. Diese Ankopplung gewährleistet die ständige, unbewußte oder bewußte Auseinandersetzung des Kindes mit der Vielfalt akustischer Phänomene. Sie bildet auch die entscheidende Grundlage für die Entwicklung des Sprachgehörs, indem es für das Kind zum Bedürfnis werden soll, sich im Alltagsgeschehen, im Spiel, im Kontakt mit seinem sozialen Umfeld stets lautsprachlich auseinanderzusetzen.

Kommunikation und Interaktion, kognitive und affektive Austauschprozesse sind wesentliche Stimulatoren der Entwicklung. Sprache spielt innerhalb dieses Prozesses, neben anderen Faktoren, eine wichtige Rolle.

Durch das Implant eröffnet sich für die Kinder die Möglichkeit, ihr Kommunikations- und Interaktionsrepertoire zu erweitern und es für eine bessere Integration in Familie und Gesellschaft zu nutzen (die Übersichten V und VI im Anhang zeigen einen kurzen Überblick über Voraussetzungen und Ziele der Habilitation und Rehabilitation).

Somit muß auch der psychischen Entwicklung der Kinder über einen langen Zeitraum unser Augenmerk gelten.

Beispiele für eine gezielte Hör-Sprecherziehung

Die Übungen stehen nie für sich allein – sie sind immer eingebettet in konkrete interaktionale Zusammenhänge, sind spielerisch zu gestalten und in einen erfahrbaren Verwendungszusammenhang zu stellen. Hier ist der Pädagoge gefordert, Kreativität und methodische Vielfalt zu entwickeln, um lebensnahe Situationen zu gestalten. Dabei sollen die Kinder zum Erwerb neuer Fähigkeiten erzogen werden. Wichtig ist aber auch, vorhandene Fähigkeiten der Kinder zu entdecken und auszubauen. Vorgehen und methodische Gestaltung sind immer abhängig vom Alter der Kinder, vom aktuellen Entwicklungsstand ihrer Persönlichkeit, von ihrer Kooperationsbereitschaft und von ihrer Interessenlage. Gezielte Hörübungen und diskriminatorisches Lernen sind notwendig. „Kumulative Signalerkennung, wie sie der menschlichen Sprache zugrunde liegt, erfordert diskriminatorisches Lernen. D. h. nach Erkennen der Grundsignale, entsprechend einzelner Laute, muß der Patient lernen, übergeordnete Signale, in erster Ordnung sieben, dann Worte und Satzteile zu erkennen, ohne eine Analyse der Grundsignale durchführen zu müssen (Bischof 1966).

Erst wenn dieses Stadium diskriminatorischen Lernens erreicht ist, kann man offenes Sprachverstehen der freien Rede erwarten (Steinert 1987).

Nachfolgend eine Übersicht für gezielte Übungen zur Entwicklung des diskriminatorischen Lernens:

- Akzeptanz und Gewöhnen an das Tragen des „headset“ und des eingeschalteten Sprachprozessors über den Tag
- Wecken akustischer Neugier
- Geräuschwahrnehmung und Konditionierung durch akustische Stimuli in spielerischer Form (Geräusche, menschliche Stimme, z.B. Rufen des Namens, Spiele wie Apfelbaum, Froschhüpfen, Turmbauen, Aufstehen, Malen einer Linie, Malen einer „Vokallinie“ nach Wahrnehmung verschiedener Vokale, Kreisspiel „Wir fahren nach Jerusalem“ etc.)
- Spielen mit klangerzeugendem Spielmaterial (Kuscheltiere, Fahrzeuge, Klanggeräte etc.)

- Wahrnehmen von Geräuschen aus der unmittelbaren Umwelt des Kindes [Tür öffnen, Tür schließen, Papier (Zerknüllen, Zerreißen, Rascheln), Klopfen auf Holz, Glas, Metall, Geschirrgeklapper, Telefonklingeln, Türglocke etc.]

- Lallspiele
  - Aufgreifen spontaner stimmlicher Äußerungen des Kindes und Bekräftigung, Einmünden in Sprache [Lautfolgen (Prosodie geht vor Artikulation)].
  - Ausdrücken von Freude (Interjektionen)
  - Ausdrücken von Trauer (Interjektionen)
  - Staunen (Interjektionen)

  } Bewußtmachen der eigenen Stimme

- Zungen- und Lippenübungen in spielerischer Form als Konditionierungsübung auf akustische Stimuli hin
- Feedback entwickeln
- Vokaldauer (lang, kurz, staccato)
- Bestimmen der Zeitdauer von Konsonanten (z. B. M/P, F/T etc.; Bildschriftmaterial)
- Diskrimination von Sing- und Sprechstimme
- Diskrimination von hoch-laut, hoch-leise; tief-laut, tief-leise
- Diskrimination von Vokalen in spielerischer und lustbetonter Form und Anwendung im Wort (Bild-Schriftmaterial) (Wahrnehmen, Erkennen, Verstehen, Nachahmen)
- Diskrimination von Zischlauten
- Intensitätsübungen laut – leise (spielerisches Umsetzen)
- Frequenzunterscheidung hoch – tief – gleich (spielerisches Gestalten)
- Zeitdauer lang – kurz (in vielfältigen Variationen)
- Nachahmen und Zuordnen von Tierstimmen, Fahrzeuggeräuschen (Spiel: „Welches Tier ist das?“, „Es macht...“, „Wie macht...?, „Welches Fahrzeug ist das?“, „Es macht...“, „Wie macht...?“ – Zuordnungsspiele in vielfältigen Variationen)
- Zuordnungsspiele „Wer hat da gesprochen?“, Frauenstimme, Männerstimme, Kinderstimme (Wahrnehmen, Erkennen, Verstehen, Nachahmen von Lachen, Weinen, Husten, Niesen etc.)
- Bestimmen der Silbenanzahl im Wort („Höre, wieviele Silben das Wort hat“, „Klopfe nach!“, „Male auf!“ etc.)

- Diskrimination von Wörtern aufgrund suprasegmentaler Merkmale – Prosodie (Bild-Schriftmaterial)
- Diskrimination aufgrund segmentaler Merkmale (Bild-Schriftmaterial)
- Verstehen von lautsprachlichen Anweisungen (z. B. Name des Kindes, „Komm!“, „Lauf!“, „Steh auf!“, „Setz dich!“, „Hole!“ etc.)
- Diskrimination von Farben (Hüpfen von Farbkreis zu Farbkreis nach lautsprachlicher Anweisung, Ausmalen von Bildern nach Anweisung etc.). Spielerische Situation, Interessenlage des Kindes beachten
- Phonematische Differenzierungsübungen von Konsonanten in 3 Lautpositionen (kindgemäßes Vorgehen, Wort-Bildmaterial)
- Zählen, Zahlenverständnis (spielerische Gestaltung)

- Gestaltung spielerischer Situationen zum Entwickeln der auditiven Sprachauffassung und Entwicklung der Sprachkompetenz, (sozialkommunikative Verhaltensweisen herausbilden, kognitive Erziehung Umwelt- und Sachbegegnung):
  - Puppenstube
  - Thema Wohnung, Familie etc.; aus der Situation Spiel entwickeln und gestalten
  - Kaufladen
  - Beim Puppendoktor
  - Wir kochen
  - Puppe anziehen, Bekleidung zuordnen etc.
  - Auf dem Bauernhof. Welche Tiere gibt es da? Welche Tiere kennst du?
  - Im Zirkus (s. oben)
  - Spielerisches Erarbeiten der Relationen groß – klein; kurz – lang; dick – dünn; hoch – tief; kalt – heiß; naß – trocken; über – unter; vorn – hinten; geometrische Formen, geometrische Flächen

- Spielerisches Erarbeiten der Präposition, Entwickeln von Sprachverständnis. Der Bär sitzt auf, hinter, unter, neben, vor dem Stuhl. Wo sitzt der Bär? Setze den Bär ... Stuhl! etc. (Einsatz entsprechend Spielmaterial)

- Gestalten des Tagebuches, Bilder, Zeichnungen, Texte, Situationen des Alltages, zu denen das Kind unmittelbaren Bezug hat. Sie sind Ausgangspunkt für die Gestaltung einer natürlichen, kommunikativen Situation
- Gemeinsames Lesen eines Textes, Kind liest dort weiter, wo der Erwachsene aufgehört hat
- Verstehen von kleinen Geschichten mit Bildunterstützung
- Verstehen von kleinen Geschichten ohne Bildunterstützung
- Speech tracking
- Touch-screen-Programm für Kinder (in Entwicklung)
- Hörübungen im Störschall.

Vorschläge für die Gestaltung des Morgenkreises:

Sing- und Kreisspiele
- Es tanzt ein Bi-ba-Butzemann
- Häschen in der Grube
- Hopp-hopp-hopp, Pferdchen...
- Summ, Summ, Summ (Bienchen)
- Eisenbahn, fahre nicht so schnell davon!
- Eisenbahn, nimm mich mit!
- Ringel-Ringel-Reihe
- Kuckuck, Kuckuck, ruft's aus dem Wald etc.

Die Lautsprache und die geistige Auseinandersetzung der Kinder mit ihr in der Alltagssituation und die Entfaltung aller Persönlichkeitsbereiche des Kindes bleiben das Hauptinstrument in der Hörerziehung von Kindern mit einem Cochlear Implant.

Eine Hörerziehungsempfehlung mit entsprechendem Arbeitsmaterial wird zur Zeit erarbeitet.

Überprüfung der Entwicklung der auditiven Sprachauffassung

Es ist notwendig, die Entwicklung der auditiven Sprachauffassung der Kinder mit einem Cochlear Implant über einen langen Zeitraum zu beobachten, zu überprüfen und auszuwerten. Dazu ist ebenso ein ständiger Dialog zwischen Eltern, Fachpädagogen des CIC Hannover und den Fachpädagogen der betreuenden pädagogischen Einrichtungen unabdingbar oder mit anderen Fachleuten (Logopäden, Sprachtherapeuten). Das Überprüfen der Verarbeitung akustischer Reize (Geräusche, Lautsprache) erfolgt in den in der Hörerziehung bekannten Stufen:

1. Detektion (Reaktion auf akustische Reize ohne Verstehen derselben),
2. Diskrimination [Phoneme, Wörter, Sätze – „closed set“ (mit Bildunterstützung), ausschließlich 2 Items],
3. Identifikation (Phoneme, Wörter, Sätze-closed set, nicht >10 Items),
4. Rekognition [Erkennen und Verstehen von unbekannten sprachlich bedeutenden Sprachmustern – „open set“ (ohne Bildunterstützung) >20 Items],
5. Konversation (freies Gespräch, Nacherzählen, „speech tracking“ und andere Formen).

Alle Überprüfungen erfolgen ohne Lippenlesen, nur auditiv.

Die Überprüfung soll in zeitlich vorgegebenen Abständen erfolgen. Es ist beabsichtigt, eine computergestützte, standardisierte, evaluierungsfähige Überprüfungsbatterie auditiver Fähigkeiten zu entwickeln. Als Grundlage dient die bisher verwendete Testbatterie. Mit dieser werden die Kinder auch präoperativ überprüft.

Fragen der weiterführenden Rehabilitation

Neben der wichtigen Aufgabe der Hör- und Sprecherziehung darf die Entwicklung der gesamten Persönlichkeit des Kindes nicht aus den Augen verloren werden. Dabei sind sowohl die starken als auch die schwachen Seiten der Persönlichkeit voll miteinzubeziehen. Auch das Kind mit einem Cochlear Implant wird nicht zu einem normalhörenden Menschen heranwachsen. Sein Grundleiden, die Hörbehinderung in extremer Ausprägung, bleibt bestehen, wenn es den Sprachprozessor ausschaltet. Es wurde bereits auf die Tatsache verwiesen, daß trotz umfangreicher Förderung nicht jedes Kind das Hauptziel, Lautsprache in seiner Gesamtheit auditiv zu verarbeiten, erreichen wird. Gerade deshalb ist es notwendig, alle Kinder in ihrer persönlichen Entwicklung so zu festigen, daß sie fähig werden, mögliche daraus resultierende Konflikte zu lösen.

Welche pädagogischen Einrichtungen sollen Kinder mit einem CI besuchen?

Kinder mit einem CI sollten möglichst in Gruppen des Kindergartens oder in Klassen mit gutem Sprachstatus der Schwerhörigenschule erzogen und gebildet werden, da in diesen Einrichtungen ein besseres sprachliches Umfeld erhofft wird. Eine Anzahl von Kindern mit einem CI besuchen bislang den Kindergarten einer Gehörlosenschule oder sind in eine Klasse Gehörloser integriert. Hier sollte gemeinsam mit den Eltern, den verantwortlichen Pädagogen der Gehörlosen- und Schwerhörigenschulen und dem CIC Hannover die Möglichkeit erörtert werden, ob nicht ein Wechsel in eine Gruppe schwerhöriger Vorschulkinder oder in eine Klasse mit schwerhörigen Schülern geeigneter wäre, wenn dafür nach Meinung aller Beteiligten die entsprechenden Voraussetzungen gegeben sind. In einigen Fällen sind diesbezüglich positive Entscheidungen gefallen. In Landesbildungszentren, in denen unter einem Dach Gruppen oder Klassen für Schwerhörige oder Gehörlose existieren, sollte ein Umsetzen dieser Kinder leichter möglich sein. Aber jeder Einzelfall muß in hoher Verantwortung und bei genauer Abwägung der individuellen Voraussetzungen des Kindes entschieden werden.

Der sonderpädagogische Auftrag fordert gerade dazu auf, dem Kind, dem der Weg der auditiven Sprachauffassung eröffnet worden ist, alle Chancen der vollen Entfaltung dieser Fähigkeiten zu bieten. Bei Kindern, die nach dem Spracherwerb ertaubt sind und die nach einer CI-Versorgung gute Erfolge aufweisen, sollte in Einzelfallentscheidungen die Möglichkeit des Regelschulbesuches unter fachpädagogischer Begleitung diskutiert werden. Das Cochlear Implant weist neue Wege und Möglichkeiten für die Hör-Sprechentwicklung taubgeborener und ertaubter Kinder. Alle pädagogischen Einrichtungen für hörbehinderte Kinder müssen sich dieser neuen und interessanten Herausforderung stellen. Es sind alte Denkstrukturen in der Gehörlosenpädagogik zu überprüfen, eine Auseinandersetzung mit dieser neuen Materie ist notwendig.

Literatur

Battmer RD (1987) Die Anpassung des Clark/Nucleus Cochlear Implant. In: Lehnhardt E, Hirshorn (Hrsg) Cochlear Implant – eine Hilfe für beidseits Taube. Springer, Berlin Heidelberg New York Tokyo, S 133–144

Bertram B, Battmer RD (1990) Kinder mit einem Cochlear Implant (CI). In: Hörgeschädigte Kinder, Bd 2. Verlag hörgeschädigter Kinder, Hamburg, S 73–77

Braun A (1969) Hören als Lernprobleme für resthörige Kinder im Vorschulalter und Schulalter. Verlag hörgeschädigter Kinder, Kettwig/Ruhr

Braun A (1986) Gestaltkriterien für eine Hörerziehung nach erfolgter Innenohr-Implantation aus pädagogischer Sicht. In: Innenohr-Implantate, Materialsammlung vom 3. Multidisziplinären Kolloquium der GEERS-STIFTUNG am 14. u. 15. April 1986 bei der DFVLR (Schriftenreihe, Bd 6) Dortmund (o. J.), S 118 und 119

Breider H (1990) Vom Gehör aus. In: Hörgeschädigtenpädagogik, Bd 5. Julius Groos Verlag, Heidelberg

Claußen WH, Schuck KD (1988) Überlegungen zur Notwendigkeit einer rehabilitativen Einrichtung für Träger teilimplantierter Hörgeräte (für sogenannte Cochlear-Implant-Träger) In: Hörgeschädigtenpädagogik, Bd 1. Julius Groos Verlag, Heidelberg, S 3–17

Clinical Bulletin (1990) Cochlear Corporation, Englewood, Colorado, USA (September 1990)

Ding H (1987) Lehren und Lernen im Schwerhörigenunterricht. In: Gegner U (Hrsg) Orientierung in der Hörgeschädigtenpädagogik. Hörgeschädigtenpädagogik, Julius Groos Verlag, Heidelberg (Beiheft 21), S 56, 60

Graf R (1986) Gedanken zur pädagogischen Rehabilitation von Personen mit einem Innenohr-Implantat (Implantträger) In: Innenohr-Implantate, Materialsammlung vom 3. Multidisziplinären Kolloquium der GEERS-STIFTUNG am 14. u. 15. April 1986 bei der DFVLR (Schriftenreihe, Bd 6), Dortmund (o. J.), S 123

Klingel A (1987) Überlegungen zum audiolinguistischen Aspekt in der Hörerziehung. In: Gegner U (Hrsg) Orientierung der Hörgeschädigtenpädagogik. Hörgeschädigtenpädagogik, Julius Groos Verlag, Heidelberg (Beiheft 21), S 121

Kröhnert O (Hrsg) (1990) Bericht über das „Internationale Symposium“ Hohenems 1989. Stiftung zur Förderung körperbehinderter Hochbegabter, Vaduz – Fürstentum Liechtenstein 1990

Lehnhardt E (1990) Cochlear-Implant-Mini-System 22 zur Versorgung ertaubter Kleinkinder. HNO 38: 161–165

Lindner G (1977) Hören und Verstehen. Akademie-Verlag, Berlin, S 166

Löwe A (1987) Hörerziehung für gehörlose Kinder. In: Gegner U (Hrsg). Orientierung der Hörgeschädigtenpädagogik. Hörgeschädigtenpädagogik, Julius Groos Verlag, Heidelberg (Beiheft 21), S 155–170

Löwe A (1989) Pädagogische Hilfen für hörgeschädigte Kinder in Regelschulen, 2. Aufl. Heidelberger Verlagsanstalt und Druckerei GmbH - Edition Schindele, Heidelberg

Löwe A (1990) Hörenlernen im Spiel. Edition Marhold im Wissenschaftsverlag Volker Spiess, Berlin, S. 5–13

Mecklenburg DJ (1987) Pläne für die Versorgung von tauben Kindern. In: Lehnhardt E, Hirshorn MS (Hrsg) Cochlear Implant - eine Hilfe für beidseitig Taube. Springer, Berlin Heidelberg New York Tokyo, S 172–176

Schmidt-Giovannini S (1985/1987) Ratschläge und Anleitungen für Eltern und Erzieher hörgeschädigter Kinder. Internationales Beratungszentrum für Eltern hörgeschädigter Kinder (Hrsg) Zollikon, Schweiz, Heft 1 (1985), Heft 3 (1987)

Steinert R (1987) Versuch eines Eignungsindex zur Beurteilung der Lernfähigkeit vor Cochlear Implant. In: Lehnhardt E, Hirshorn MS (Hrsg) Cochlear Implant - eine Hilfe für beidseitig Taube. Springer, Berlin Heidelberg New York Tokyo, S 51

Anhang: Fragebogen Cochlear Implant Centrum Hannover (CIC)

Vorbemerkung

Mit diesem Fragebogen wird von der Schule keine Entscheidung für oder gegen das Cochlear Implant gefordert. Die Entscheidung wird vom Arzt und den Eltern getroffen.

Für eine CI-Operation kommen grundsätzlich nur Kinder in Frage, bei denen nach einhelliger Meinung aller Beteiligten für die Sprachanbahnung keine verwertbaren Hörreste mehr vorhanden sind.

Bei kurzzeitiger Versorgung mit Hörgeräten empfehlen wir eine mindestens 8monatige Zurückstellung des Kindes und weitere Hörerziehungsmaßnahmen.

Andererseits ist zu beachten, daß bei Kindern, die durch Meningitis ertaubt sind, die Gefahr der schnellen Obliteration (Verknöcherung) der Schnecke besteht.

Wenn Sie zu den im beiliegenden Bogen gestellten Fragen nach Ihrer freien Einschätzung noch weitere Angaben machen können, wären wir Ihnen dafür sehr dankbar, desgleichen auch für Kopien von Berichten, die von Ihnen an Gesundheitsämter oder andere Institute gesandt worden sind.

Für eventuelle Rückfragen erbitten wir die Anschrift und die Telefonnummer des Klassenlehrers, wenn dieser damit einverstanden ist.

Wir bitten Sie herzlich, den Anhang „Sprachbefund“ ebenfalls auszufüllen.

Wir danken Ihnen für Ihre Unterstützung.

Name : ________________ Str. : ________________

Vorname : ________________ Ort : ________________

Geb.-Dat. : ________________ Tel.-Nr. : ________________

Cochlear Implant Centrum (CIC) Hannover

Fragebogen

A. Entwicklungsstand des Kindes

1. Seit wann und in welchem zeitlichen Umfang wurde das Kind fachpädagogisch gefördert?

   ....

   ....

2. Wie schätzen Sie den sprachlichen Entwicklungsstand des Kindes ein?

   a) Über welchen aktiven und passiven Wortschatz verfügt das Kind? Wie sind ihre prognostischen Erwartungen in dieser Hinsicht?

      ....

      ....

   b) In welcher Form kommuniziert das Kind mit seinen Bezugspersonen? (vorwiegend Gebärde, Körpersprache, Lautsprache usw.)

      ....

   c) Ist das Kind antlitzgerichtet?

      ....

   d) Gibt es Video-Aufnahmen des Kindes, die Sie uns zur Verfügung stellen könnten?

      ....

      ....

3. Zeigt das Kind Auffälligkeit in seiner Motorik?

   a) Feinmotorik:

   ....

   ....

   b) Grobmotorik:

   ....

   ....

4. Wie schätzen Sie das Spielverhalten des Kindes ein?
   (Einzelspiel, Gruppenspiel, Phantasie, Kreativität)

   ....

   ....

5. Zeigt das Kind Kooperationsbereitschaft bei Fördermaßnahmen?
   (kooperativ, willig, konzentriert, unwillig, unruhig, verweigert, teilnahmslos usw.)

   ....

   ....

6. Wie schätzen Sie die Selbständigkeit des Kindes in Alltagssituationen ein?

   ....

   ....

7. Bestehen nach Ihrer Kenntnis zusätzliche Behinderungen?
   (Körperbehinderungen, geistige Behinderungen, Lernbehinderungen usw.)

   ....

   ....

B. Effektivität der Hörgeräte

1. In welchem Alter erfolgte die Erstversorgung mit Hörgeräten?

   ....

2. Werden die Hörgeräte vom Kind akzeptiert?

   a) In welchen Situationen trägt das Kind Hörgeräte?

   ....

   ....

   b) In welchen Situationen trägt das Kind die Hörgeräte nicht?

   ....

   ....

3. In welcher Weise erfolgte die Hörerziehung?

   ....

   ....

4. Ist das Kind in der Lage, Geräusche zu diskriminieren?

   a) ohne Hörgeräte? ....

   ....

   b) mit Hörgeräten? ....

   ....

5. Kann das Kind ihm bekannte sprachliche Lautgestalten ohne abzusehen unterscheiden?

   ....

   ....

6. Reagiert das Kind auf Zuruf?

....

....

7. Besteht ein deutlicher Unterschied der Absehfähigkeit des Kindes mit oder ohne Hörgerät?

....

....

C. Unterstützungsmöglichkeit der Schule

Wäre die Schule im Fall einer CI-Versorgung personell in der Lage, die notwendigen audio-verbalen Rehabilitationsmaßnahmen für das Kind zu unterstützen? (= insbesondere eine intensive Hörerziehung und Einschulung in lautsprachlich ausgerichtete Klassen/Gruppen?)

....

....

....

....

....

....

....

....

....

....

....

Sprachbefund bei Kindern im vorsprachlichen Stadium

Lehrerbefragung/Elternbefragung (im Vorgespräch)

1. Jetziger Wortschatz (auch Kindersprache)
   - Generalisierungen (alle Männer sind Papa)
   - vorbegriffliche Verbalisation (Pflaster ist Aua)
   - assoziative Verbalisation (Vogel ist Piep)
   - ....
   - ....
   - ....

2. Vorsprachliches Stadium (nur einzelne Worte)
   - Selbst- und Fremdnachahmung
   - vokalbetonte/konsonantenbetonte Lallmonologe
   - werden Lautäußerungen kommunikativ eingesetzt?
   - ....

3. Kontaktverhalten
   - innerhalb der Familie
   - zu Kindern (bekannt, fremd, älter, jünger, gleichaltrig)
   - zu Erwachsenen (bekannt, fremd)
   - ....

4. Forderungsverhalten (Handlungen und sprachliche Forderungen)
   - wie versucht das Kind etwas durchzusetzen?
   - wie versuchen die Eltern etwas durchzusetzen?
   - wie reagieren die Eltern/das Kind jeweils?
   - innerhalb/außerhalb der Familie?
   - ....

5. Zuwendungsverhalten
   - optische Zuwendung (Blickkontakt, „Hinsehen“, Intensität, Dauer, wann Abwendung?)
   - auditive Zuwendung
   - ....

6. Nachahmungsverhalten
   - Imitation von Handlungsabläufen/sprachlichen Reizen
   - wie wird nachgeahmt (direkt in der Situation, später im Rollenspiel)?
   - ....

7. Eßverhalten
   - feste Kost?, was?, Kauverhalten?
   - ißt das Kind alleine?
   - ....

8. Stimmqualität
   - zu hoch, zu tief, zu laut, zu leise?
   - Rhinophonie
   - ....

9. Allgemeines Kommunikationsverhalten
   - Sprechfreude, sprachliche Nachahmung
   - sprachliche Aufmerksamkeit, Vermeideverhalten
   - Interaktion Mutter/Vater – Kind
   - non-verbales Dialogverhalten
   - ....
   - ....

10. Sprachverständnis/Wortschatz (aktiv – passiv)
    - ....
    - ....
    - ....

11. Besondere Auffälligkeiten (Echolalie, Perseverationen, Stottern)
    - ....
    - ....
    - ....
    - ....

Überarbeitet nach Unterlagen der Schule für Logopädie an der Medizinischen Hochschule Hannover (Lampe/Bertram)

Übersicht I. Voruntersuchung und Auswahl von kongenital tauben und von ertaubten Kindern für eine Cochlear Implant Versorgung. [Cochlear Implant Centrum Hannover (CIC)]

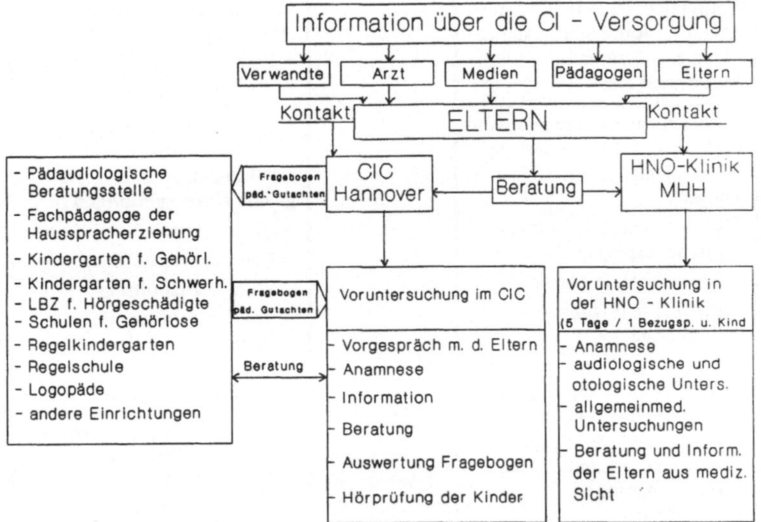

Übersicht II. Voruntersuchung und Auswahl von kongenital tauben und von ertaubten Kindern für eine Cochlear Implant Operation. [Cochlear Implant Centrum Hannover (CIC)]

Voruntersuchung im CIC ambulant im Rahmen des stationären Klinikaufenthaltes von Mutter und Kind		Voruntersuchung in der HNO-Klinik der MHH 5 Tage stationärer Aufenthalt von Mutter und Kind

Auswertung des Fragebogens
Ggf. weitere Kontaktaufnahme zu pädagogischen Einrichtungen
– Hörgeschädigtenpädagogische Aspekte
– Psychosoziale Aspekte
– Eingeleitete fachpäd. Betreuung
– Effektivität der bisherigen Hörgeräteversorgung und der Hör-Sprecherziehung
– Bereitschaft der Schule zur Zusammenarbeit und Unterstützung
 	
Elterngespräche
– Anamnese
– psychosoziale Situation der Familie
  – Umgang mit der Hörschädigung des Kindes
  – Eltern, soziales Umfeld
  – psychische Verarbeitung
  – Eigen-, Fremderleben
– Kommunikation zwischen Eltern und Kind
– Motivation der Eltern
– Erwartungshaltung
– Bereitschaft zur Unterstützung der postoperativen Maßnahmen
– Effektivität der bisherigen Hörgeräteversorgung und der Hör-Sprecherziehung aus der Sicht der Eltern
– Aussichten/Integrationsmöglichkeiten, -absichten
	Beratung
	← Auswahl →
	pro/contra
	CI-Versorgung
		Ärztliches Aufnahmegespräch
		
		Audiologische und Otologische Untersuchungen
		– HNO-Spiegeluntersuchung
		– Audiometrische Tests
		– Vestibularisprüfung
		– Röntgenuntersuchung (Stenvers/Schüller; Schädel-CT)
		– Kernspintomographie
		– Elektrocochleographie
		– Objektiver Promontoriumstest
		
		Allgemeinmedizinische Untersuchungen
		– Abklärung des allgemeinen Gesundheitszustandes
		– Allgemeine Risikofaktoren (Narkose, OP)
		– Verträglichkeit des Implant-Materials
		– Psychologische u. soziale Fragestellung
		– Konsilium mit anderen medizinischen Fachdisziplinen

Informationen
über den Verlauf der Voruntersuchungen an der HNO-Klinik der MHH und im CIC
- Über pädagogische und medizinische Auswahlkriterien
- Über Verlauf der Operation (mögliche Risiken)
- Über Funktionsweise und Pflege des Sprachprozessors; Fehlersuche
- Über Verlauf des Vortrainings für die Erstanpassung des Sprachprozessors
- Über die postoperativen Habilitations- und Rehabilitationsmaßnahmen; organisatorischer Ablauf

Weitere Informationsmöglichkeiten
- Videos
- Schriftliches Material (Broschüren, Merkblätter)
- Hospitation bei der praktischen Arbeit
- Gespräche mit Eltern bereits operierter Kinder
- Groborientierende Überprüfung der Fein- und Grobmotorik des Kindes
- Hörprüfung mit und ohne Hörgeräte
  - Freifeldaudiometrie
  - Testbatterie

Hinweise
- Es besteht jederzeit die Möglichkeit zur Wiederholung des Gespräches
- Die Voruntersuchung verpflichtet die Eltern zu keiner Entscheidung

ELTERN
KIND

Informationen der pädagogischen Einrichtungen über Entscheidung/Arztbrief

Übersicht III. Voruntersuchung und Auswahl von kongenital tauben und von ertaubten Kindern für eine Cochlear-Implant-Versorgung. [Cochlear Implant Centrum Hannover (CIC)]

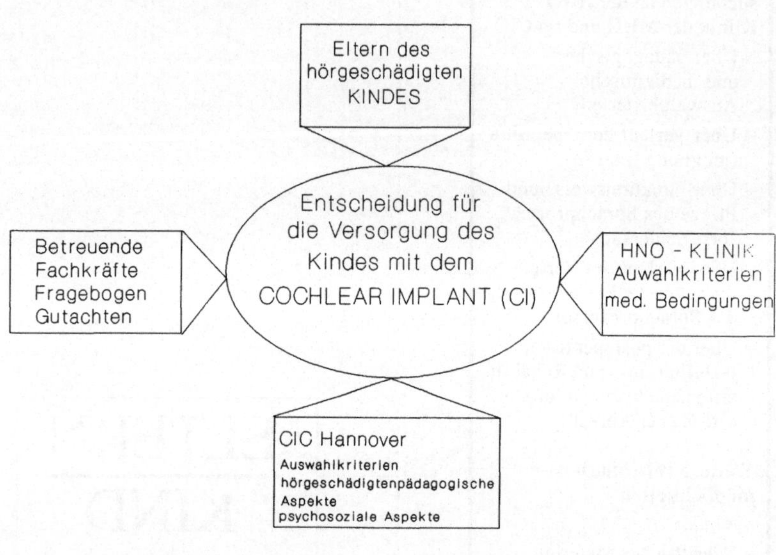

Übersicht IV. Cochlear Implant Operation und postoperative Maßnahmen. [Cochlear Implant Centrum Hannover (CIC)]

HNO-Klinik der MHH

- Operation – Implantation des Cochlear Implants (ca. 2 Std.)
- Intraoperative Ermittlung der elektrischen Stapediusreflex-Schwellen ausgesuchter Elektroden
- Information der Eltern über Erfolg der Operation
- postoperative medizinische Maßnahmen ca. 10 Tage Kind und 1 Elternteil
- Entlassung nach Hause für 4–5 Wochen

Kontakt

CIC Hannover

- Erneuter Kontakt zu Kind und Eltern in der Klinik ca. 8 Tage nach Operation
- Vortraining nach Absprache im CIC
- Information über Verlauf des Vortrainings
- Einbeziehung der Eltern in diese Maßnahme
- Vorbereitung des Kindes auf Erstanpassung des Sprachprozessors unter Berücksichtigung seiner individuellen Bedürfnisse, seines Alters und seiner Fähigkeiten

Postoperative Maßnahmen im CIC Hannover

- Erneutes Vortraining zur Erstanpassung des Sprachprozessors
- Erstanpassung (tune up) des Sprachprozessors in Zusammenarbeit von Eltern, Ingenieur und Pädagoge
- Aufnahme der audio-verbalen Hörerziehung; Dauer: 12 Wochen innerhalb eines Jahres [weitere Anpassungen (Erstellung eines optimalen Sprachprozessorprogramms)]
- Einladung an die betreuenden Fachleute der Heimatorte (Hospitation, Beratung und Diskussion
- Umfassende Fördermaßnahmen zur Entwicklung des Kindes
- Gespräche mit Eltern und Fachleuten über Integrationsmöglichkeiten des Kindes in Einrichtungen der Schwerhörigenschulen oder Regelschulen
- Überprüfung der auditiven Fähigkeiten
- Berichte

Übersicht V. Voraussetzungen für die Habilitation und Rehabilitation von Kindern mit einem Cochlear Implant. [Cochlear Implant Centrum Hannover (CIC)]

- Eine gelungene Operation
- Ein den individuellen Bedingungen des Kindes entsprechend angepaßter Sprachprozessor
- Eine intensive fachpädagogische Langzeitbetreuung
- Hochmotivierte Eltern, die bereit sind, die postoperativen audio-verbalen Habilitations- und Rehabilitationsmaßnahmen konsequent mitzutragen und sie im Alltag umzusetzen
- Eine intensive Zusammenarbeit und ein ständiger Gedankenaustausch mit den Eltern über die Entwicklung des Kindes
- Interdisziplinäre Zusammenarbeit der beteiligten Fachleute

Übersicht VI. Ziele der Habilitation und Rehabilitation. [Cochlear Implant Centrum Hannover (CIC)]

- Akzeptanz des angeschalteten Sprachprozessors über den ganzen Tag und den durch ihn vermittelten Höreindruck
- Wecken von Neugier und Aufmerksamkeit für akustische Erscheinungen der Umwelt des Kindes (Alltagsgeräusche, Lautsprache)
- Erlangen oder Wiedererlangen der Warn- und Orientierungsfunktion des auditiven Analysators
- Minimieren oder Überwinden des akustischen Defizits
- Entwicklung der Fähigkeit, Lautsprache oder segmentale Anteile mittels des CI vorwiegend auditiv ohne Lippenlesen zu verstehen. Dies gilt insbesondere für Kinder, die während oder nach dem Spracherwerb ertaubten und nur kurze Zeit taub waren. Auch für kongential taube Kinder, die im Alter von 2–6 Jahren operiert wurden, wird dieses erhofft.
- Eine signifikante Verbesserung des Lippenlesens durch den auditiven Input Hören mit dem Cochlear Implant)
- Positiver Einfluß auf Stimmgebung, Prosodie und Artikulation durch die Entwicklung der Fähigkeit zur auditiven Selbstkontrolle
- Befähigung zur sprachlichen Kompetenz und deren Erweiterung durch eine umfassende Hör-Sprecherziehung und die konsequente Anwendung im Alltag (muttersprachliches Prinzip)
- Die psychosoziale Befindlichkeit des Kindes positiv zu beeinflussen und das Selbstwertgefühl anzuheben
- Angestrebt: Integration der Kinder in Gruppen des Kindergartens oder in Klassen der Schwerhörigenschule mit hoher Sprach- und Sprechkompetenz; bei angemessenen Bedingungen sogar Regelschule (immer Einzelfallentscheidungen in gemeinsamer Absprache mit den Eltern, den Gehörlosen- und Schwerhörigenschulen und dem CIC)

Unterschiede zwischen Hörgerät und Cochlear Implant

R.-D. Battmer

Die zeitliche Entwicklung von Hörhilfen ist eng verknüpft mit dem jeweiligen anatomisch-physiologischen Wissensstand über das Hörorgan einerseits und den physikalisch-technischen Möglichkeiten andererseits. Daher sei zu Beginn ein kurzer historischer Überblick über die wesentlichen Abschnitte der Erforschung des Hörsystems am Menschen gegeben.

Das Sinnesorgan Ohr läßt sich in drei Bereiche einteilen:
- in das äußere Ohr und das Mittelohr,
- in das Innenohr und
- in den Hörnerven und die nachgeschalteten zentralen Hörbahnen.

Der Aufbau des äußeren Ohres und des Mittelohres war in groben Zügen bereits im späten Mittelalter bekannt (z.B. Eustachi 1562), Mitte des 19. Jahrhunderts wurden auch die Strukturen des Innenohres genauer erforscht (Corti 1851). Auf dem Gebiet der Hörphysiologie sind vor allem die Namen von v. Helmholtz zu nennen, der 1877 in seiner Resonanztheorie die Tonhöhenempfindung beim Hören als Reaktion mechanischer Schwingungen eng begrenzter Bereiche auf der Basilarmembran (Resonatoren) postulierte – Wien widersprach aus grundsätzlichen physikalischen Gesichtspunkten dieser Theorie 1905 –, und v. Békésy, der in den Jahren 1928–1950 experimentell nachweisen konnte, daß die Bewegungsformen der Basilarmembran nicht durch die Auslenkung lokaler Resonatoren zu erklären ist, sondern daß eine Wanderwelle über die Basilarmembran läuft.

Das Studium elektrischer Vorgänge am Corti-Organ führte Wever u. Bray (1930) zur Entdeckung der sog. Mikrofonpotentiale,

Galambos u. Davis berichteten 1943 erstmals über Einzelfaserableitungen mit Mikroelektroden aus dem Hörnerven. Erst durch die Entdeckung der Hirnströme (EEG) 1929 und deren Ableitung stand eine elektrophysiologische Meßmethode zur Verfügung, mit der auch die zentrale Projektion des Hörsystems untersucht werden konnte. Hier sind vor allem Davis u. Mitarbeiter in den USA sowie Keidel u. Mitarbeiter in Deutschland zu nennen, denen es gelang, elektrophysiologisch Hörempfindungen im Gehirn zu lokalisieren und zuzuordnen. Daraus entstand u.a. die heute als ERA bekannte objektive Audiometrie. Ein weiter Bereich in der Forschung der Sinnesphysiologie des Ohres befaßte und befaßt sich auch heute noch mit der Kodierung der Sprache im Innenohr und den nachgeschalteten Hörbahnen sowie mit deren zentraler Verarbeitung.

Zum besseren Verständnis der folgenden Ausführungen soll kurz der Hörvorgang im intakten Ohr beschrieben werden:

Die von einer Schallquelle erzeugten Schallschwingungen treffen durch den äußeren Gehörgang auf das Trommelfell. Das Trommelfell wird entsprechend der Schallschwingungen ausgelenkt und überträgt sie auf die Gehörknöchelchenkette des Mittelohres. Die Kette ist über die Membran des ovalen Fensters an die Flüssigkeit in der Schnecke angekoppelt und überträgt die Schallwellen. In der Schnecke wird, entsprechend der eingehenden Schallfrequenz, die Basilarmembran in einem kleinen Ausschnitt ausgelenkt; diese Bewegung wird von den Nervenendigungen, den sog. Haarzellen, aufgenommen und in elektrische Nervenimpulse umgesetzt, die über den Hörnerven und nachfolgenden Bahnen das Gehirn erreichen. Dort werden sie weiterverarbeitet und beispielsweise als Sprache erkannt.

Liegt nun eine Störung dieser komplexen Hörbahn vor, so ist die Art ihrer Behandlung abhängig vom Umfang und vom Entstehungsort. Dieses zu ermitteln ist primär die Aufgabe der Audiometrie. Das Ausmaß einer Hörstörung wird durch das Ton- und Sprachaudiogramm erfaßt und dokumentiert; zur Lokalisierung des Ursprungs eignen sich neben speziellen audiometrischen Tests evtl. zusätzlich komplexere Untersuchungsmethoden wie ERA, Computertomographie oder Kernspintomographie.

Entsprechend der anfangs genannten Einteilung der Hörbahn werden auch ihre Störungen gegliedert.

Bei der Mittelohrschwerhörigkeit handelt es sich um eine Schallleistungsstörung, da Trommelfell und Gehörknöchelchen zur optimalen Anpassung des Luftschalls an die Flüssigkeit im Innenohr dienen. Der maximal auftretende Hörverlust kann schon aus physikalischen Gründen 50–60 dB nicht überschreiten. Im allgemeinen werden Mittelohrschwerhörigkeiten heute mit großem Erfolg operativ behandelt; so wird ein defektes Trommelfell neu aufgebaut oder eine defekte Kette ersetzt (Tympanoplastik). Das Hörvermögen kann sich nach einer solchen Operation bis hin zur Normalhörigkeit verbessern; nur in wenigen, nichtoperablen Fällen muß ein weiterbestehender mangelnder Schalltransport durch Verstärkung mit einem Hörgerät kompensiert werden. Anders bei der Innenohrschwerhörigkeit. Sie ist im wesentlichen gekennzeichnet durch den Ausfall einer mehr oder minder großen Anzahl von Haarzellen. Damit wird die Umwandlung der mechanischen Schallenergie in elektrische Nervenimpulse eingeschränkt oder ist, bei Ausfall aller Haarzellen, gänzlich unmöglich. Entsprechend finden sich Schwerhörigkeiten von geringem Ausmaß bis hin zur Taubheit. Gehörverbessernde Operationen, wie bei der Mittelohrschwerhörigkeit, sind am Innenohr nicht möglich, schon aufgrund der Lage tief im Knochen des Felsenbeins. Zudem sind die zerstörten Haarzellen nicht regenerierbar, da es sich um Sinneszellen handelt; eine Heilung ist nicht möglich. Eine Verbesserung des eingeschränkten Hörvermögens kann nur durch technische Hörhilfen erfolgen – im Falle der Schwerhörigkeit durch ein Hörgerät und bei der Taubheit seit einiger Zeit durch ein Cochlear Implant.

Der Vollständigkeit halber seien die Schwerhörigkeiten und Taubheiten erwähnt, die durch Störungen der neuralen Bahnen und durch zentrale Verarbeitungsdefizite entstehen. Der Ursprung *peripher*-neuraler, also im Hörnerven lokalisierter Hörstörungen sind zumeist Tumore der hinteren Schädelgrube. Sie werden, da sie für den Patienten in letzter Konsequenz lebensbedrohlich sind, operativ entfernt, allerdings zumeist zu Lasten einer Zerstörung des Hörnerven und einer damit bedingten Taubheit.

Die Ursachen *zentral*-neuraler Schwerhörigkeiten sind meist schwer zu erfassen. Für beide Schwerhörigkeitsformen gilt gleichermaßen, daß es derzeit nur geringe oder keine Chancen für eine erfolgversprechende Behandlung gibt. Die Anwendung einer technischen Hörhilfe ist im Falle der peripher-neuralen Hörstörung nicht möglich, da die von Nervenimpulsen aufgenommenen Informationen wegen der Störung der Hörnervenfunktion nicht weitertransportiert werden können; bei zentral-neuraler Genese ist sie ebenfalls nicht angezeigt, da die periphere Verarbeitung intakt und nur die zentrale Auswertung gestört ist.

Neben diesen streng schematisch getrennten Schwerhörigkeiten sind Mischformen in den verschiedensten Kombinationen zu finden.

Als technische Hörhilfen stehen heute zwei gänzlich unterschiedliche Systeme zur Verfügung, das Hörgerät und das Cochlear Implant. Beide haben das Ziel, eine vorhandene Schwerhörigkeit durch das Hörgerät oder eine Taubheit durch das Cochlear Implant zu korrigieren, um das Sprachverstehen zu verbessern oder wieder zu ermöglichen. Ihr jeweiliger Einsatz wird durch sich ausschließende Indikationen bestimmt. Ein Hörgerät ist immer dann indiziert, wenn zumindest rudimentär ein Hörvermögen noch vorhanden ist; die Indikation zum Cochlear Implant hingegen ist ausschließlich die (innenohrbedingte) Taubheit.

Im folgenden soll der technische Aufbau beider Systeme erläutert werden:

Ein Hörgerät (Abb. 1) besteht im wesentlichen aus drei Funktionselementen, dem Mikrofon, dem Verstärker und dem „Hörer“. Vom Mikrofon werden die Schallschwingungen in elektrische Schwingungen umgewandelt. Das elektrische Signal wird verstärkt und über den „Hörer“ wieder als akustisches abgegeben. Der Hör-

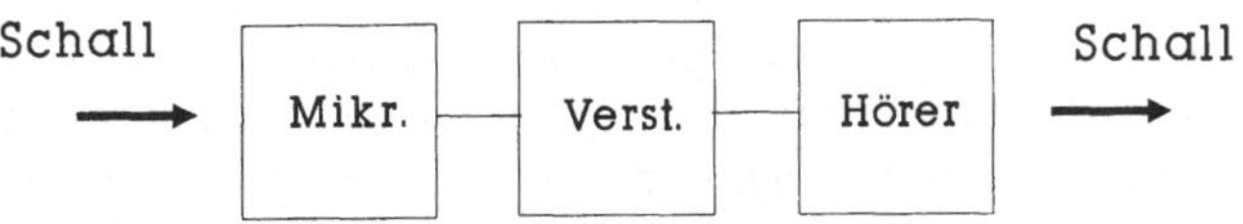

Abb. 1. Schematischer Aufbau eines Hörgerätes (*Mikr.* Mikrofon, *Verst.* Verstärker)

geräteträger selber kann die Verstärkung des Gerätes innerhalb eines Verstärkungsbereiches mittels eines Reglers beeinflussen; der Hörgeräteakustiker ist zusätzlich in der Lage, Verstärkereigenschaften wie

- Klangverhalten,
- maximale Verstärkung,
- maximalen Ausgangspegel und
- Regelverhalten

individuell anzupassen.

Zum Ankoppeln des verstärkten Schalls wird eine Otoplastik verwendet. Sie wird individuell angepaßt und besteht aus Materialien wie Acrylat, Silikon und Nylon. Otoplastiken sind erforderlich, um das Wiedereintreten des verstärkten Signals in das Mikrofon zu verhindern. Die dadurch entstehende Endlosverstärkung würde sich als kontinuierlicher Pfeifton äußern, wird als Rückkoppelung bezeichnet und kann ggf. zur Überprüfung der Batterieleistung genutzt werden.

In den Bauformen der Hörgeräte unterscheidet man zwischen Kastenhörgeräten und Kopfhörgeräten, wobei zu den Kopfhörgeräten die HDO-Geräte, die IDO-Geräte und die Hörbrillen gehören. Den größten Marktanteil haben die HDO-Geräte, Kastenhörgeräte werden nur noch vereinzelt verwendet.

Das Hörgerät soll so angepaßt werden, daß der vorhandene Dynamikbereich, also die Differenz zwischen der individuellen Hör- und Unbehaglichkeitsschwelle, optimal genutzt wird. Dieses wird durch die Auswahl eines geeigneten Gerätes nach Frequenzgang und Verstärkung erreicht. Um die Unbehaglichkeitsgrenze des jeweiligen Patienten zu berücksichtigen, ist es notwendig, den Ausgangsschallpegel in den individuellen Grenzen zu regeln. Dieses ist besonders bei der Versorgung von Innenohrschwerhörigkeit von Bedeutung, ist doch das Charakteristikum dieser Schwerhörigkeitsform das Rekruitment. Es bedeutet, daß der Innenohrschwerhörige große Lautstärken mit gleicher Lautheit empfindet wie der Normalhörige. Technisch wird dies durch einen speziellen Verstärker (AGC) berücksichtigt, der automatisch durch unterschiedliche Verstärkungs-

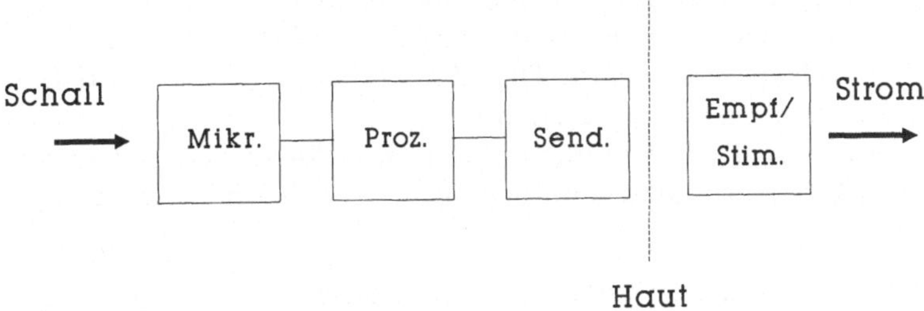

Abb. 2. Schematischer Aufbau eines Cochlear Implants (*Mikr.* Mikrofon, *Proz.* Sprachprozessor, *Send.* Sendespule, *Empf./Stim.* Empfänger/Stimulator)

grade das eingehende Schallsignal an den verbliebenen Dynamikbereich des Patienten anpaßt.

Weitere technische Entwicklungen, die vor allem die individuelle Anpassung betreffen – Stichwort „digitale Hörgeräte" –, lassen weitere Verbesserungen in Hinblick auf das Sprachverstehen erwarten. Voraussetzung für den Einsatz eines Hörgerätes bleibt jedoch ein, wenn auch geringes Resthörvermögen.

Beim Ausfall *aller* Sinneszellen im Innenohr ist der Einsatz eines Hörgerätes nutzlos, da die Umwandlung der akustischen Wellen in Nervenimpulse nicht mehr erfolgen kann. Sind Hörnerv und die zentralen Bahnen intakt, liegt grundsätzlich die Indikation zum Cochlear Implant vor. Ein derartiges System (Abb. 2) muß also in der Lage sein, neben der Schallumwandlung und -verarbeitung die Funktion des Innenohres nachzubilden und als Ausgang ein elektrisches Signal zu erzeugen, das der Hörnerv weiterverarbeiten kann.

Die prinzipielle Arbeitsweise eines Cochlear Implants ist wie folgt:

Schall wird von einem Mikrofon aufgenommen und über ein Kabel dem Sprachprozessor zugeführt. Im Sprachprozessor werden die eingehenden Informationen mit gespeicherten Patientendaten vermischt und zu einem Radiosignal aufbereitet, das über das Kabel zurück zur Sendespule geleitet und drahtlos zum Implantat gesendet wird. Im Empfänger/Stimulator werden die Informationen entschlüsselt, und entsprechend der Anweisung wird ein Reiz auf einem Elektrodenpaar ausgelöst. Der Hörnerv wird elektrisch aktiviert; der Patient hat einen Höreindruck.

Mehrkanalige Hörprothesen besitzen die Möglichkeit mittels drei elektrischer Parameter Informationen an den Hörnerv weiterzugeben:

1. der Amplitude = abgegebene Stromstärke,
2. der Pulsrate = zeitlicher Ablauf der pulsatilen Reizung und
3. den Ort der Reizung = verwendetes Elektrodenpaar.

Obwohl die genaue Art der Sprachkodierung im Innenohr nicht bekannt ist, besteht kein Zweifel an einer Zeit- und einer Ortskodierung. In der Einzelfaser des Hörnerven werden Lautstärke und auch Frequenz durch die Folgerate der Spikes kodiert, die Tonhöhe durch die Zuordnung zum jeweiligen Bereich der Basilarmembran. Dieses scheinbar eindeutige Prinzip wird jedoch insofern durchbrochen, als Lautstärke durch Zuschaltung benachbarter Nervenfasern verschlüsselt werden kann. Das von uns verwendete Cochlear Implant der Fa. Nucleus versucht nun beide Mechanismen nachzubilden, indem es die Grundfrequenz F0 als Reizfolgefrequenz („rate pitch") und die Formantfrequenzen F1 bis F5 („place pitch") zur Ansteuerung der jeweiligen Reizelektrode verwendet. Die Amplituden der jeweiligen Spektralanteile bestimmen die Reizstromstärke.

Der Sprachprozessor bildet die Funktion des Innenohres nach, d. h. hier werden akustische in elektrische Parameter umgewandelt. Die gewählte Sprachverarbeitungsstrategie beschränkt sich bewußt auf einige wenige, in der Sprache aber wesentliche Merkmale – die Lautstärke und die sechs Formanten F0, F1, F2, F3, F4 und F5 („feature extraction").

Im Sprachprozessor hält ein automatischer Regelvorverstärker (AGC) das eingehende Sprachsignal innerhalb eines Dynamikbereichs von ca. 30 dB. Mit Filtern werden die jeweiligen Formantfrequenzen isoliert, Detektoren ermitteln die zugehörigen Amplituden. Diese Daten werden digital gewandelt und entsprechend den zuvor im Sprachprozessor gespeicherten individuellen Patientendaten kodiert. Dazu wird ein Mikroprozessor verwendet. Die so ermittelten

Daten werden in Pulse verschlüsselt, auf einen hochfrequenten Träger von 2,5 MHz moduliert und als Radiosignal zum implantierten Empfänger/Stimulator gesendet.

Das eigentliche Cochlear Implant besteht aus einem mikrocomputerähnlichen Hybridschaltkreis, der in einer Titaniumkapsel hermetisch versiegelt ist. Die eingehenden digitalen Informationen werden digital/analog gewandelt; entsprechend dieser Daten wird ein Stromimpuls ausgelöst. Die Reizform ist ein biphasischer, stromkonstanter Rechteckimpuls, der auf jede der angeschlossenen Elektroden geleitet werden kann. Die Stromstärke ist über einen Bereich von 25 μA bis 1,5 mA regelbar; das bedeutet eine Dynamik von etwa 40 dB.

Das Mini-22-Implantat ist ca. 6,5 mm dick und hat eine Länge von 45 mm. Es ist mit einem körperfreundlichen Silastik-Kunststoff umgeben und wird in ein 20 mm Durchmesser großes Bett im Mastoidknochen eingepaßt. Der analoge Ausgang des Implantats ist eine 22kanalige intracochleäre Elektrode. Sie ist so flexibel gehalten, daß die Einführung in die Scala tympani kaum eine Verletzung der inneren Schneckenanteile verursachen kann. 22 teflonbeschichtete Drähte enden in 22 Platinringen, die über eine Gesamtlänge von 17 mm im Abstand von 0,7 mm über den aus Silastik bestehenden Elektrodenhalter verteilt sind. Der Durchmesser der Elektrode beträgt 0,4 mm im apikalen bzw. 0,6 mm im basalen Teil. Im Anschluß an die 22 aktiven Elektrodenringe befinden sich noch 10 Blindringe, die es dem Operateur gestatten, die Eindringtiefe der Elektrode bereits während der Operation abzuschätzen.

Anhand dieser technischen Beschreibung ist zu erkennen, daß ein Cochlear Implant wesentlich komplexer aufgebaut ist als ein Hörgerät. Das ist schon deshalb notwendig, da es die Funktion des Innenohres nachbilden muß; eine Gegenüberstellung des Aufbaus und der Eigenschaften finden sich stichwortartig in den Tabellen 1 und 2.

Für die Zukunft ist, bedingt durch eine weltweite Forschung, zu erwarten, daß noch wesentlich verbesserte Sprachverarbeitungsstrategien zur Verfügung stehen werden. Durch Miniaturisierung der Bauteile und Verminderung des Stromverbrauches wird auch die Größe des Sprachprozessors weiter reduziert werden können. Wir hoffen, daß damit noch erhebliche Verbesserungen des Sprachverstehens zu erreichen sind.

Tabelle 1. Gegenüberstellung des Aufbaus von Hörgerät und CI

Hörgerät	CI (Nucleus)
Mikrofon	Mikrofon
AGC	AGC
Filter	Merkmalsextraktor
Verstärker	Encoder
Hörer	Übertragerspule
——— Trommelfell	Haut ———
Mittelohr	Empfängerspule
Innenohr	Empfänger/Stimulator
	Elektroden
Hörnerv	Hörnerv

Tabelle 2. Gegenüberstellung der Eigenschaften von Hörgerät und CI

Hörgerät	CI (Nucleus)
– Akustisches Eingangssignal	– Akustisches Eingangssignal
– Frequenzbereich 250–6000 Hz	– Frequenzbereich 100–6000 Hz
– Filterung	– Merkmalsextraktion
– Amplitudenregler	– Empfindlichkeitsregler
– Ohrpaßstück	– Sender/Empfänger-Einheit
– Batteriewechsel ca. alle 100 h	– Batteriewechsel ca. alle 16–40 h
– Batteriekontrolle: Pfeifen	– Batteriekontrolle: 2 Leuchtdioden
– Telefonschalter	– Audio-Input-Selektor
– Verwendung bei Kindern	– Verwendung bei Kindern

Literatur

Békésy G von (1960) Experiments in hearing. Mc Graw-Hill, New York

Berger H (1929) Über das Elektroenzephalogramm des Menschen; 1. Mitteilung. Arch Psychiat Nervenkr 87:527–570

Davis H (1976) Principles of electric response audiometry. Ann Oto Rhino Laryngol 85 (Suppl 28)

Galambos R, Davis H (1943) The response of a single auditory nerve fibre to acoustic stimulation. J Neurophysiol 6:39–57

Helmholtz HLF (1883) Über die Schallschwingungen in der Schnecke des Ohres. Wiss Abhandl 2, S 582

Keidel WD (1976) The physiological background of the electric response audiometry. In: Keidel WD, Neff WD (eds) Handbook of sensory physiology, Vol V/3. Springer, Berlin Heidelberg New York

Wever EG, Bray CW (1930) Action currents in the auditory nerve in response to acoustical stimulation. Proc Natl Acad Sci USA 17:344–355

Veränderungen im Bereich der Schwerhörigenschulen

W.H. Claußen

Entwicklungstendenzen

Die Anfänge

Hörerziehung bzw. Hörtraining als Wurzel der Schwerhörigenpädagogik

Schon immer wird es schwerhörige und ertaubte Menschen gegeben haben, und fast ebenso lange lehnten sich die Menschen gegen Hörschädigungen und ihre Folgen auf. Dabei spielten bis in die Gegenwart hinein Ärzte eine wichtige Rolle, und zwar nicht nur im medizinischen, sondern auch im pädagogischen Bereich. So ist überliefert, daß der römische Arzt Archigenes schon um 117 das Hörrohr für Hörübungen einsetzte. In einem ähnlichen Sinne empfahl Alexander von Tralles gegen 550, das schlafende Gehör durch lautes Schreien zu wecken. Beide unternahmen also den Versuch, das eingeschränkte Hören durch Übungen wieder zu verbessern, was noch heute als Hörerziehung bzw. Hörtraining ein wichtiger Bereich der Schwerhörigenpädagogik ist – wenn auch in veränderter Form.

Nicht immer gelang es, eine Schwerhörigkeit diagnostisch von einer Gehörlosigkeit zu unterscheiden. So wird von Ponce de Leon berichtet, daß er seine taubstummen Schüler gegen 1578 zunächst mit einer Schriftsprachmethode unterrichtete, weil er der damaligen Tradition gemäß annahm, daß bei ihnen ein besonderer Defekt der Sprechwerkzeuge vorliege, der ihnen das Sprechen unmöglich mache (Krönert 1966, S. 20). Zu seiner Überraschung waren sie jedoch in der Lage, das Sprechen zu lernen. Er sprach ihnen laut gegen den kahlgeschorenen Schädel (nutzte also die Knochenleitung) und führte sie in Gewölbe, um die Kraft der Stimme zu verstärken – also Höreindrücke zu erzeugen. Diese Verfahrensweise spricht dafür, daß es sich mindestens teilweise um schwerhörige Schüler handelte.

Als zwischen 1760 und 1778 die ersten Taubstummenschulen von Braidwood in Edinburgh, von de l'Epée in Paris und von Heinicke in Leipzig (Heese 1969, S. 5) gegründet wurden, da befanden sich unter ihren Schülern auch zahlreiche schwerhörige Kinder. 1777 entdeckte Perolle, Arzt am Pariser Nationalinstitut für Taubstumme, daß nicht alle Schüler, die sich wie Taubstumme verhielten, auch taubstumm waren. Unter Zuhilfenahme einer Taschenuhr stellte er fest, daß es an der Pariser Taubstummenschule „uneigentliche", hörende Taubstumme gab.

Itard, Arzt am Parier Taubstummeninstitut, gab mit seinem berühmten Glockenversuch den Anstoß zu einer Hörerziehungswelle. Er hängte am Speisesaal der Schule verdeckt eine Glocke auf und ließ sie anschlagen. Die Schüler forderte er auf, sich zu melden, sobald sie etwas hörten. Nachdem dies zunächst nur wenige Schüler recht unsicher und zögerlich taten, nahm deren Zahl und die Sicherheit, mit der sie gehört haben wollten, bei erneuten Versuchen sehr schnell zu. Hieraus schloß Itard, daß sich durch intensives Hörtraining der Hörmuskel, den man im Mittelohr nachgewiesen hatte, stärken und so das Gehör verbessern lasse. Entsprechend forderte er für die uneigentlichen taubstummen Schüler, die auf Höreindrücke nach einiger Übung reagieren, eine Hörerziehung und die Ausbildung im Sprechen.

Dieser empirische Versuch war in seiner theoretischen Grundlegung, in seiner Methodik und in seinen unmittelbaren Schlußfolgerungen falsch. Dennoch war er historisch wichtig, da er den Gedanken, durch Hörerziehung ein eingeschränktes Hörvermögen wieder beleben und verbessern zu können, über lange Zeit lebendig erhielt – trotz vieler Fehlschläge, die sich in der Praxis einstellten.

Erst seit 1893 konnte durch den Arzt Bezold die Frage – scheinbar abschließend – geklärt werden, was durch eine Hörerziehung erreichbar ist. In der Auseinandersetzung zwischen ihm und Urbantschitsch wurde festgestellt, daß auch durch das intensivste Hörtraining die physiologische Leistungsfähigkeit des Gehörs nicht verbessert werden kann. Es läßt sich aber sehr wohl erreichen, daß die Schüler mit den verbliebenen auditiven Eindrücken erfolgversprechender umzugehen lernen und sich somit ihre Fähigkeit, trotz eines unvollkommenen Gehörs Geräusche zu deuten und Sprache zu verstehen, deutlich steigern läßt (Heese 1969, S. 7f.). Erst aufgrund gegenwärtiger neurophysiologischer Erkenntnisse erscheint es als fragwürdig, ob diese These uneingeschränkte Gültigkeit beanspruchen kann. Durch eine intensive Hörerziehung scheint es mindestens im Kleinstkindalter möglich zu sein, die Ausgestaltung der auditive Reize verarbeitenden zentralen Struktur günstig zu beeinflussen.[1]

Soziale und unterrichtliche Integration

Neben der Hörerziehung wurde schon sehr früh eine weitere, heute wieder aktuelle Frage diskutiert: die nach der sozialen Eingliederung der hörgeschädigten Schüler. Graßhoff machte 1820 in seiner Schrift „Beitrag zur Lebenserleichterung der Taubstummen durch Gründung einer Taubstummengemeinde" darauf aufmerksam, daß die Taubstummen im Verkehr untereinander mittels der Gebärdensprache überhaupt nicht behindert seien (wie wir heute sagen würden). Ihre Schwierigkeiten entstehen erst dadurch, daß sie durch ihre Lebensumstände gezwungen werden, in der Welt der Hörenden zu leben. Daraus leitete er die Forderung ab, ihr Los zu normalisieren, indem man sie in eigenen Gemeinden zusammenfasse, was bedeutet, daß man auf ihre soziale Eingliederung in die Welt der Hörenden verzichtet. In den Taubstummengemeinden könnten sie leben, ohne durch kommunikative Schwierigkeiten mit den Guthörenden beeinträchtigt zu werden.

Die Gegenposition wurde u. a. durch Graser aufgezeigt. Er eröffnete 1821 in Bayreuth eine Taubstummenschule, die in eine Schule für Guthörende integriert war. Die Idee der Verallgemeinerung, wie man die unterrichtliche Integration damals nannte, fand

[1] An dieser Stelle wurde aufgrund der vorangegangenen Diskussion ein Extempore eingefügt; s. unter Anhang/Extempore.

bei vielen Pädagogen Anklang. Sie führte zu der Überlegung, daß jeder Lehrer in der Lage sein müsse, taubstumme Schüler zu unterrichten; dann könnten diese Kinder in ihrer vertrauten familiären und heimatlichen Einbindung verbleiben. 1822 wurde in Erfurt ein Taubstummeninstitut mit einer Lehrerpräparandenanstalt zusammengelegt. Diese Organistionsform fand weite Verbreitung. Sie mußte aber schließlich wieder aufgegeben werden, weil sie die in sie gesetzten Erwartungen nicht erfüllen konnte. Heute sind derartige Überlegungen unter dem Schlagwort „Integration“ wieder hochaktuell.

Institutionelle Entwicklung

Als Guggenmoos 1816 die erste deutschsprachige „Lehranstalt für schwerhörende und schwersprechende Kinder“ in Hallein gründete (Heese 1969, S. 5f.), da war diese Institution ohne die Unterstützung der fürstbischöflichen Regierung, die ihr trotz der Verlegung nach Salzburg verweigert wurde, nicht lange lebensfähig. Sie mußte 1835 – also schon nach 20 Jahren – wieder geschlossen werden. Von Guggenmoos wurde berichtet, daß es ihm durch tägliche Lese- und Sprechübungen gelungen sei, daß „sich die Sprach- und Gehörorgane dieser Unglücklichen sehr merkbar“ besserten (Hilscher, nach Heese 1969, S. 6). Didaktisch suchte Guggenmoos, ähnlich wie später Reinfelder, den Anschluß an die Volksschule (Stobschinski 1929, S. 726).

Eine weitere private Schwerhörigenschule wurde 1894 von Brauckmann in Jena eröffnet (Schumann 1940, S. 581). Sie nahm im Gegensatz zu der von Guggenmoos ausschließlich schwerhörige Schüler auf (Heese 1969, S. 9) und bestand bis zum Tode ihres Gründers im Jahre 1938. Von ihr gingen wichtige Impulse für die Schwerhörigenpädagogik aus. So wurde an ihr das historisch bedeutsame „Jenaer Verfahren“ entwickelt.

Die erste staatliche Schule für Schwerhörige verdankt ihre Eröffnung wiederum einem Arzt, nämlich Hartmann. Er begründete ihre Notwendigkeit in der Berliner Schuldeputation damit, daß die schwerhörigen Schüler in den Schulen für Guthörende einer „geistigen Verwahrlosung" anheimfielen (Heese 1969, S. 9f.) – was heißen sollte, daß sie infolge ihrer Hörschädigung dort nicht in dem Maße gefördert würden, wie es aufgrund ihrer Leistungsfähigkeit möglich wäre. Da die bestehenden Taubstummenschulen der Eröffnung einer Schwerhörigenschule erbitterten Widerstand entgegensetzten (Heese 1969, S. 10) – nicht nur in Berlin, sondern z. B. in vergleichbarer Weise auch in Hamburg (Witthöft 1987; Heese 1983, S. 312f.) –, mußte die erste Klasse für Schwerhörige 1902 unter der Bezeichnung „Nebenklasse für schwerhörige schwachsinnige Kinder" eröffnet werden. Das war eine Benennung, die Vorurteile nährte und Eltern davon abhielt, ihre schwerhörigen, aber keineswegs schwachsinnigen Kinder in diese Einrichtung zu geben. Dennoch entstand aus den ersten Klassen alsbald eine eigene Schule für Schwerhörige, zunächst 1907 in Berlin – hier unter der Bezeichnung „XVI. Hilfsschule (Hörschule)" (Heese 1969, S. 10) –, nachfolgend in vielen deutschen Großstädten.

Als Mitte der 60er Jahre von Witthöft in Hamburg die erste Realschule für Schwerhörige gegen die erhebliche Skepsis der Schulbehörde, aber auch der Lehrer an den Schulen für Guthörende durchgesetzt wurde, da war ein wichtiger Impetus hierzu die Absicht, dem durch die erste Schulgründung gestützten Vorurteil, schwerhörige Schüler seien geistig nur begrenzt leistungsfähig, entgegenzutreten – neben dem Wunsch, einer schulischen Chancengleichheit für schwerhörige Schüler näherzukommen. Im Jahre 1971 wurden dann in Hamburg und in Stegen die ersten Gymnasien für schwerhörige bzw. für hörgeschädigte Schüler gegründet, denen bald eine Kollegschule in Essen folgte.

1916 wird unter der Leitung von Biffl und Freunthaller der erste staatliche Kindergarten für taubstumme Kinder in Wien eröffnet. Die mit einer frühen pädagogischen Förderung hörgeschädigter Menschen eröffneten Möglichkeiten für die Entwicklung ihrer Persönlichkeit werden jedoch erst nach dem Ende des Zweiten Weltkrieges voll erschlossen – woran Löwe einen wesentlichen Anteil hatte. Die vorschulische Förderung dient allerdings eher den gehörlosen als den schwerhörigen Kindern. Die medizinische Diagnose und somit auch die pädagogische Förderung schwerhöriger Kleinkinder erfolgt bis heute überwiegend so spät, daß für ihre Erziehung die wichtigste Lernphase im Kleinstkindalter nicht voll genutzt werden kann.

Die aktuelle Entwicklung

Zur Entwicklung der Schülerzahlen

Die erste Erhebung über den Anteil hörgeschädigter Kinder in Deutschland hat der Schularzt Weil 1880 durchgeführt. Er fand bei etwa einem Drittel aller von ihm untersuchten 6000 Schüler „Gehörsherabsetzungen". Ähnliche Untersuchungen von Loth, Quirsfeld und Pilf weckten allmählich das öffentliche Interesse für diese Schülergruppe (Heese 1969, S. 9; Heese 1983, S. 310f.).

Der Ohrenarzt Kobrak untersuchte 1908 den Zusammenhang von Hörvermögen und Schulleistungen bei 677 Hilfsschülern. Schwerhörige Schüler wiesen zumeist bessere Leistungen auf als guthörende; sie könnten wie Volksschüler gefördert werden. Kobrak wies darauf hin, daß es allerdings auch schwachbegabte schwerhörige Schüler gäbe (Heese 1969, S. 12). Aus heutiger Sicht dürfte also die Mehrzahl dieser schwerhörigen Schüler damals falsch beschult worden sein.

Für die Zeit von 1965 bis 1978 ergeben die Statistischen Nachrichten, vom Bund Deutscher Taubstummenlehrer in einem etwa 3jährigen Abstand herausgegeben (Literaturhinweise s. unter

Tabelle 1. Gehörlose und schwerhörige Schüler in Schulen für Hörgeschädigte

Jahr	Niedersachsen		Schleswig-Holstein		Hamburg		BR Deutschland	
	Gehl.	Schwh.	Gehl.	Schwh.	Gehl.	Schwh.	Gehl.	Schwh.
1965	245	404	88	70	185	149	2682	2721
1968	317	468	66	134	218	166	3171	3433
1971	409	441	75	204	168	289	3220	5019
1975	476	542	98	307	146	338	3595	6139
1978	554	567	179	321	200	351	4211	6778

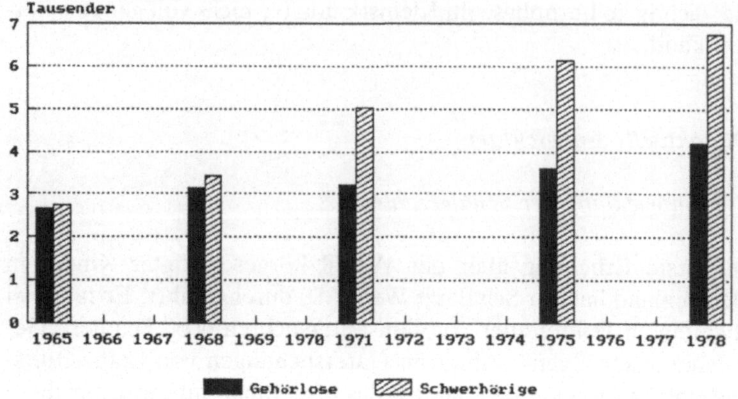

Abb. 1. Gehörlose und schwerhörige Schüler in Schulen für Hörgeschädigte in der Bundesrepublik Deutschland

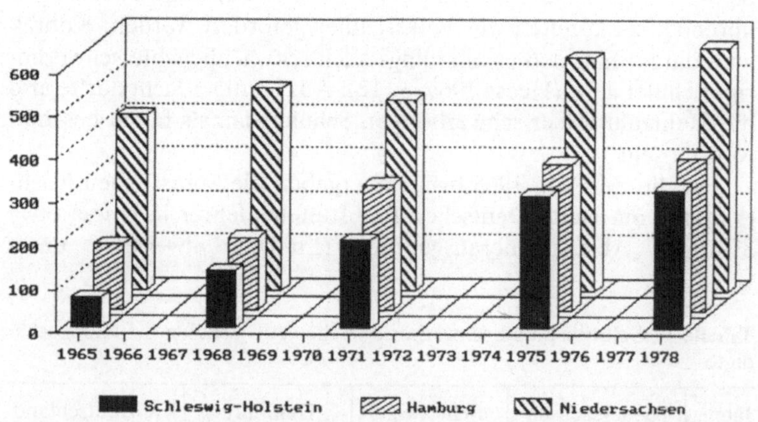

Abb. 2. Schwerhörige Schüler in Hörgeschädigtenschulen der Bundesländer Hamburg, Niedersachsen und Schleswig-Holstein

Tabelle 2. Schüler der Gehörlosen- und der Schwerhörigenschule in Hamburg und ihr Anteil an der gesamten Schülerschaft

Jahr	Gehörlose		Schwerhörige	
	[n]	[‰]	[n]	[‰]
1981	182	1,0	310	1,7
1982	188	1,1	284	1,6
1983	180	1,1	271	1,6
1984	177	1,2	262	1,7
1985	162	1,1	241	1,7
1986	152	1,1	188	1,4
1987	142	1,1	179	1,3

Netsch 1968), ein recht differenziertes Bild der hörgeschädigten Schüler, die eine Schule für Gehörlose oder für Schwerhörige besuchten (Tabelle 1 und Abb. 1). Demnach ist in der Bundesrepublik Deutschland in diesen 13 Jahren die Anzahl der gehörlosen Schüler um 57% (in Niedersachsen um 126%, in Scheswig-Holstein um 103% und in Hamburg um 8%) angestiegen.

Bei den schwerhörigen Schülern waren die Zuwachsraten noch größer: für die Bundesrepublik Deutschland betrug sie 149% (für Niedersachsen 40%, für Schleswig-Holstein 359%, für Hamburg 136%; Abb. 2). Die späteren Ausgaben der statistischen Nachrichten haben zwar den alten Namen beibehalten, doch sind in ihnen keine hinreichend differenzierten statistischen Angaben über die Schüler mehr zu finden, so daß der Vergleich auf dieser Basis nicht bis in die Gegenwart hinein fortgesetzt werden kann.

Entsprechend den unterschiedlichen Zuwachsraten verschoben sich die zahlenmäßigen Anteile der gehörlosen und der schwerhörigen Schüler in den Schulen für Hörgeschädigte zugunsten der schwerhörigen (Abb. 3).

Von der Schulbehörde der Freien und Hansestadt Hamburg gibt es statistische Werte, die näher an die Gegenwart heranführen.[2] Sie nennen die Zahl der Schüler an der Gehörlosen- bzw. an der Schwerhörigenschule sowie den Anteil dieser Schüler an allen Schülern

[2] Internes Papier der Schulbehörde.

Hamburgs gleicher Schul- bzw. Klassenstufen (Tabelle 2 und Abb. 4).

Diese Zahlen machen deutlich, daß eine Trendwende eingesetzt hat. Die Schülerzahlen der beiden genannten Schularten gehen deut-

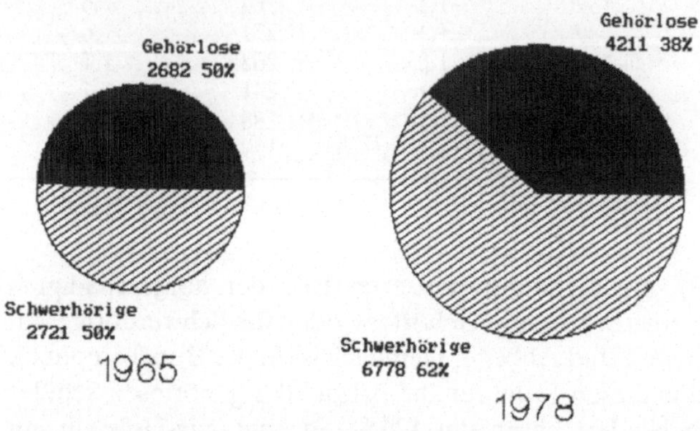

Abb. 3. Anteil der gehörlosen und der schwerhörigen Schüler in den Schulen für Hörgeschädigte

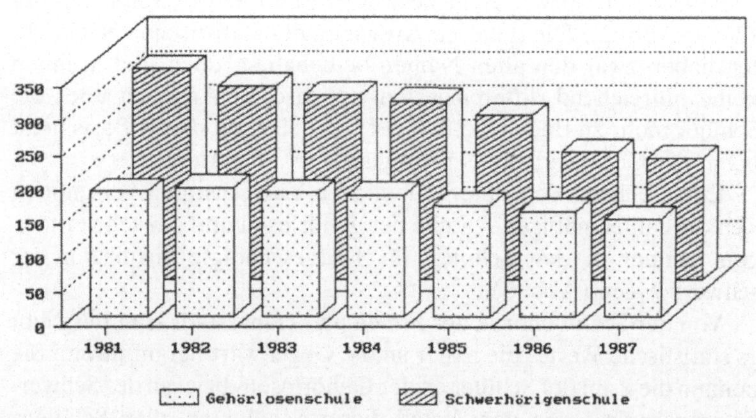

Abb. 4. Schüler der Gehörlosen- und der Schwerhörigenschule in Hamburg

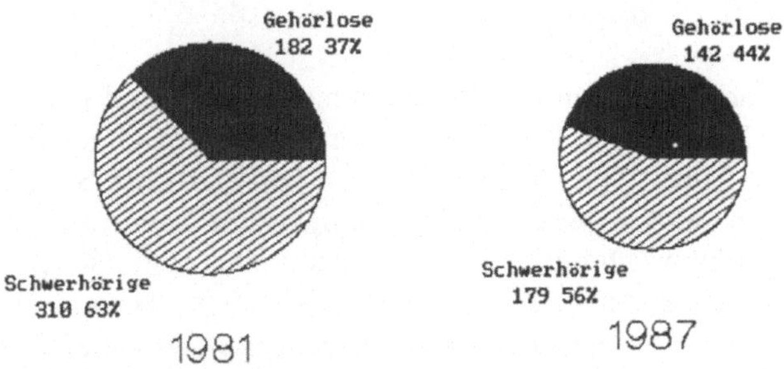

Abb. 5. Zahlenverhältnis der Schüler an der Gehörlosen- und der Schwerhörigenschule in Hamburg

lich zurück. Dabei entspricht der Schülerrückgang an der Gehörlosenschule um 22% offenbar dem allgemeinen Rückgang der Schülerzahlen; der Anteil an der Gesamtschülerschaft bleibt mit 0,11% konstant. Die Schülerzahlen an der Schwerhörigenschule verringern sich um 42% und somit überproportional. Der Anteil an der Gesamtschülerschaft sinkt von 0,17 auf 0,13%.

Im Rahmen dieser Entwicklung hat sich erneut das Zahlenverhältnis zwischen den Schülern an der Gehörlosen- und der Schwerhörigenschule verschoben, diesmal zugunsten der Gehörlosenschule (Abb. 5).

Einflußfaktoren

Die Frage drängt sich auf, was diese Trendwende herbeigeführt hat. Es liegt bisher keine Untersuchung vor, die es erlaubt, sauber die Einflußfaktoren herauszuarbeiten, die auf die Entwicklung der Gehörlosen- bzw. der Schwerhörigenschulen einen bestimmenden Einfluß ausüben. Die folgenden Hinweise sind also lediglich als vermutete Arbeitshypothesen zu verstehen.

– *Die Erfassung*

Nach einer von der Bundesgemeinschaft der Eltern und Freunde schwerhöriger Kinder e.V. durchgeführten Untersuchung wurden im Jahre 1988 Hörschädigungen von ärztlicher Seite erst im Alter von durchschnittlich 40 Monaten, also 3¼ Jahren, erkannt. Die Standardabweichung betrug 23 Monate. Das erste Hörgerät wurde erst im Alter von durchschnittlich 52 Monaten, das sind 4⅓ Jahre, angepaßt. Bei gehörlosen Kindern liegt das durchschnittliche Bestätigungsalter bei 20 Monaten (1⅔ Jahren), bei leichtschwerhörigen bei 43 Monaten (3½ Jahren; Abb. 6) (Bundesgemeinschaft der Eltern und Freunde schwerhöriger Kinder 1990, S. 11ff.).

Da die ersten Lebensjahre sehr wichtig für die Ausdifferenzierung der zentralen Strukturen sind, die eine erfolgversprechende Verarbeitung von auditiven Reizen gewährleisten, liegen diese Termine entschieden zu spät. Eine intensive Hörerziehung, die sich auf gut angepaßte Hörgeräte stützt, sollte schon bald nach der Geburt einsetzen, um so die Auswirkungen einer vorliegenden Hörschädigung soweit wie möglich zurückzudrängen. Hier sind die Mediziner gefragt: zu deren Aufgaben zählt das Erkennen von Hörschädigun-

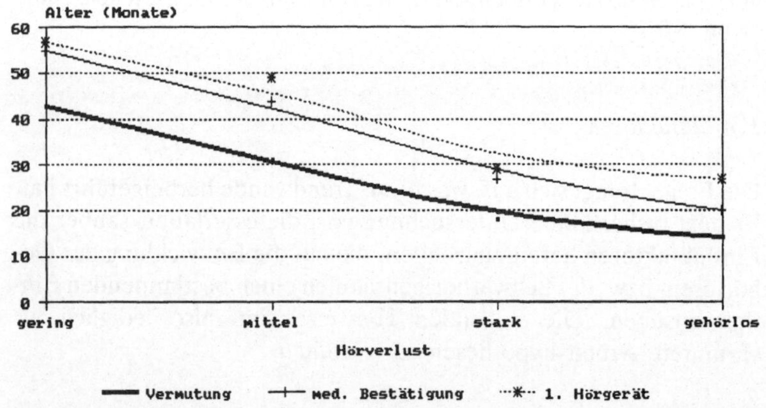

Abb. 6. Durchschnittliches Alter bei der Vermutung und der medizinischen Bestätigung einer Hörschädigung sowie der Hörgeräteversorgung

gen und das schnellstmögliche Einleiten von die Behinderung mindernden Maßnahmen, wie eine frühe Hörerziehung.

– *Die Technik*

Hörgeräte und Höranlagen. 1931 beginnt der englische Hörgeschädigtenpädagoge Ewing eine intensive Zusammenarbeit mit dem Physiker Littler, um die Chancen, die in einer frühen Versorgung hörgeschädigter Kinder mit elektrischen Hörhilfen liegen, zu nutzen. 1935 wird anläßlich des 150jährigen Bestehens der Berliner Taubstummenschule von Lehmann die erste elektrische Höranlage in Betrieb genommen. Beide Ansätze können in Deutschland erst nach dem Zweiten Weltkrieg allgemein wirksam werden. Noch in den 50er Jahren wurden Zeitpunkt und Art des Einsatzes der modernen elektronischen Hörhilfen heftig diskutiert. Inzwischen hat ihr frühestmöglicher Einsatz dazu geführt, daß die Grenzen zwischen Schwerhörigkeit und gutem Gehör, aber auch zwischen Gehörlosigkeit und Schwerhörigkeit, jeweils in pädagogischer Beurteilung, deutlich verschoben wurden.

Cochlea Implantate. In den pädagogischen Auswirkungen noch schwer abzuschätzen sind die Bemühungen, Cochlea Implantate schon bei kleinen Kindern einzusetzen, um so die wichtige frühkindliche Lernphase intensiv zu nutzen, die wichtig ist für die Entwicklung der die Höreindrücke verarbeitenden zentralen Strukturen. Damit wird angestrebt, aus gehörlosen Kindern schwerhörige zu machen, die bei der Entwicklung ihrer kommunikativen Möglichkeiten vorwiegend auditiv ausgerichtet sind.

Solange die Versorgung mit einem Cochlea Implantat aus Vorsichtsgründen monaural erfolgt und somit kein stereophones Hören ermöglicht, werden die Möglichkeiten des verstehenden Hörens in Gruppensituationen, insbesondere in den immer mit einem erheblichen Lärmpegel erfüllten Klassen der Schulen für Guthörende, begrenzt bleiben. Das behindert eine unterrichtliche Integration dieser Schüler in die Schule für Guthörende.

– *Die Eltern*

Die Eltern sind letztlich für die Erziehung ihrer Kinder verantwortlich, auch wenn diese hörgeschädigt sind. Der Staat hat diesen Sachverhalt zunehmend zur Kenntnis genommen und seinen Einfluß auf die Schulwahl für ein bestimmtes Kind immer weiter zurückgeschraubt. Die Zeiten, in denen Kinder per Dekret der Schulbehörde aufgrund allgemeiner Kriterien zwangsweise einer bestimmten Schulart zugeführt wurden, dürften mehr und mehr der Vergangenheit angehören. Bisher haben viele Eltern verdeckte Wege gefunden, die Pflicht zu umgehen, ihr Kind aufgrund der bestehenden Hörschädigung einer Schule für Schwerhörige zuzuführen. Heute können sie ihre diesbezüglichen Wünsche in den meisten Bundesländern offen bekunden und durchsetzen. Sie tun dies in verschiedenen Formen.

Einige Eltern wünschen nicht, daß ihr Kind eine Sonderschule besucht – in unserem Falle eine Schule für Schwerhörige. In vielen Fällen werden sie ihren Wunsch nach unterrichtlicher Integration durchsetzen, unabhängig davon, wie die Hörgeschädigtenlehrer diese Entscheidung beurteilen. Noch nie haben alle schwerhörigen Schüler auch Schwerhörigenschulen besucht, selbst in Zeiten starker Reglementierung durch die Behörden nicht. Gegenwärtig werden Integrationsversuche in der veröffentlichten Meinung sehr undifferenziert als unbedingt vorzuziehende Lösung der Beschulung Behinderter gepriesen, was die Eltern unter einen erheblichen moralischen Druck setzt, sich für ihr Kind gegen den Besuch einer unterrichtlich segregierenden Schule zu entscheiden. Daß derartige Integrationsversuche sehr günstig verlaufen können, zuweilen aber auch zu erschreckenden Schädigungen des Kindes führen, weiß jeder Hörgeschädigtenlehrer aus eigener Erfahrung. Es sei mit Nachdruck vermerkt, daß auch die segregierte Schwerhörigenschule eine soziale Integration ihrer Schüler anstrebt und meistens auch erreicht.

Es muß eine Organisationsform gefunden werden, die den hörgeschädigten Schülern, die – aus welchen Gründen auch immer – Schulen für Guthörende besuchen, ein Minimum an hörgeschädigtenpädagogischer Hilfe sichert, um schädigungsbedingte Schwierigkeiten zu mindern und wahrhaftig katastrophale Fehlentwicklungen, die eben auch möglich sind, zu verhindern. Viele Schulen für Schwerhörige haben bereits einen die unterrichtlich integrierten Kinder begleitenden Dienst eingerichtet, der diesem Anspruch gerecht zu werden versucht.

Selbstverständlich spielt die Attraktivität der jeweiligen Bildungseinrichtung, wie sie sich in den Augen der Eltern darstellt, bei der Entscheidung für oder gegen den Besuch einer Schule für Gehörlose bzw. für Schwerhörige eine wichtige Rolle. In der Vergangenheit hat sich mehrfach gezeigt, daß es die Bereitschaft der Eltern sehr fördert, ihr Kind in eine solche Schule zu schicken, wenn ihm hier ein Angebot gemacht wird, das über den Hauptschulabschluß hinausführt. Andererseits muß selbstverständlich auch ein Bildungsangebot bereitgehalten werden, das den Bedürfnissen solcher Schüler gerecht wird, die über die Hörschädigung hinaus in ihrem Lernvermögen beeinträchtigt sind.

Perspektiven

Die Schulen für Hörgeschädigte stehen vor Veränderungen, von denen noch nicht zu erkennen ist, welche Richtung sie nehmen werden. Gegenwärtig lassen sich nur Tendenzen aufzeigen, die schon jetzt zu beobachten sind.

Für die Gehörlosenschule

Die Zahl der gehörlosen Schüler wird voraussichtlich zurückgehen. Dazu wird sowohl die Cochlear-Implantation bei Kindern beitragen, als auch die Intensivierung einer frühen Hörerziehung. Es wird nach Wegen zu suchen sein, die Verkleinerung der Gehörlosenschulen aufzufangen, ohne daß dieses zu Lasten der Schwerhörigenschulen geht. Deren eigener Arbeitsbereich darf durch eine Eingliederung in die Gehörlosenschule nicht zurückgedreht werden auf den historisch überwundenen Status von „Hörklassen“ an einer grundsätzlich gehörlosenpädagogisch ausgerichteten Einrichtung.

Für die Schwerhörigenschule

Für die Schwerhörigenschule ist die Lage komplexer. Ihre Entwicklung wird von vielen Faktoren bestimmt.

Früherfassung

Es ist wichtig, daß „Früherfassung" auch für schwerhörige Kinder nicht länger ein inhaltsleeres Schlagwort bleibt. Nur dann können die sensorische Integration und die kognitive Verarbeitung der auditiven Eindrücke durch intensive Hörerziehung – im Rahmen der Förderung der Gesamtpersönlichkeit! – optimal entfaltet werden.

Cochlea Implantate

Es bleibt abzuwarten, in welchem Maße es gelingt, in Zusammenarbeit mit den Kliniken, die mit Cochlea Implantaten versorgten Kinder im Rahmen der Früherziehung durch ein intensives Hörtraining – im Rahmen der Förderung der Gesamtpersönlichkeit! – zu primär auditiv ausgerichteten Menschen zu erziehen. Sollte das gelingen, so würden diese Kinder der Gehörlosenschule entzogen. Wieweit sie befähigt werden können, an Schulen für Guthörende unterrichtet zu werden, läßt sich jetzt noch nicht beurteilen.

Unterrichtliche Integration

Es muß der Schwerhörigenschule gelingen, das Vertrauen der Bildungseinrichtungen für Guthörende zu erringen und in Zusammenarbeit mit ihnen die dort unterrichteten schwerhörigen oder ertaubten Schüler schwerhörigenpädagogisch zu begleiten, um durch die Hörschädigung bedingte Erschwerungen des Lernens zu minimieren und vor allem ein sich psychisch oft verheerend auswirkendes Scheitern der unterrichtlichen Integration zu verhindern. Wenn sich Lernerschwerungen im gegebenen Rahmen der Bildungseinrichtung für

Guthörende nicht in vertretbarem Maße verhindern lassen, dann muß eine leistungsfähige Schwerhörigenschule bereitstehen, diese Schüler aufzunehmen und im Rahmen ihrer Möglichkeiten zu fördern. Es sei angemerkt, daß es nicht immer intellektuell leistungsschwache Schüler sind, die an den vorgefundenen Möglichkeiten einer Bildungseinrichtung für Guthörende scheitern.

Erwachsenenbildung

Neben der schwerhörigen-pädagogischen Arbeit im vorschulischen Raum, deren Notwendigkeit und Bedeutsamkeit heute allgemein nicht mehr bezweifelt wird und in der fast alle Schwerhörigenschulen engagiert sind, gilt es, die Bildungsbedürfnisse schwerhöriger und ertaubter Erwachsener endlich hinreichend zu bedienen. Diese Bedürfnisse gehen über die klassischen Angebote eines Hör-, Abseh- und Sprachpflegetrainings weit hinaus und betreffen sowohl berufliche als auch allgemeinpädagogische Inhalte. Eine Zusammenarbeit mit den Anbietern im Bereich der Erwachsenenbildung für Guthörende ist notwendig.

Entwicklung zum Bildungszentrum

Insgesamt ergibt sich die Notwendigkeit, aus der Schwerhörigenschule im klassischen Sinne ein Bildungszentrum für schwerhörige und ertaubte Menschen zu machen, dessen Kern jedoch weiterhin die Schule ist. Dieses Zentrum muß sich als fähig erweisen, den genannten hörgeschädigten Menschen aller Altersstufen und in jedem wichtigen Bereich menschlichen Lebens mit schwerhörigenpädagogischen Hilfen zur Seite zu stehen. Dabei kann es sich nicht darum handeln, zu den bestehenden Einrichtungen in Konkurrenz zu treten, sondern ganz im Gegenteil deren Wirksamkeit zu verstärken.

Öffentlichkeitsarbeit

Insgesamt wird die Zukunft der Schwerhörigenschule bestimmt durch die Attraktivität, die sie in den Augen der Öffentlichkeit gewinnt. Wie in der Marktwirtschaft üblich, wird es für sie zunehmend bedeutsam, nicht nur die eigene Leistungsfähigkeit auszubauen – ohne die Attraktivität nun einmal auf Dauer nicht zu entwickeln ist –, sondern auf die eigene Leistungsfähigkeit auch öffentlich hinzuweisen. Nur eine attraktive Schule wird die unabdingbare öffentliche Unterstützung mobilisieren können, die erforderlich ist, ihr Überleben und ihre Entwicklung zu sichern.

Lehrerbildung

Es ergibt sich die Notwendigkeit, über die Ausbildung der Lehrer an Schwerhörigenschulen erneut nachzudenken. Die Universität ist keine Lehrerbildungsanstalt, und bei aller Beachtung der schulischen Belange und Wünsche kann und darf sie sich nicht darauf beschränken, nur die unterrichtlichen Aspekte zu behandeln.

Angesichts der Breite des schwerhörigenpädagogischen Arbeitsbereiches kann heute kein Student in 8–10 Semestern – oder gar in 4, falls er ein sog. Aufbaustudium absolviert – alle in der Literatur bereitgestellten Erfahrungen und Inhalte intensiv und detailliert erarbeiten. Die Schulen werden sich auch in diesem Punkt umstellen und ein Verhalten aneignen müssen, das in der Marktwirtschaft – mindestens bei den größeren Firmen – längst selbstverständlich ist: Das an der Universität erworbene Übersichtswissen, das nur an einigen Punkten vertieft werden konnte (aufgrund eigener Interessen der Studenten und des an der jeweiligen Universität vorhandenen Ausbildungsangebotes), muß nach Eintritt in den Beruf im Hinblick auf die zu erwartenden Anforderungen vertieft werden. So kommt es zu einer Spezialisierung der akademisch gebildeten Mitarbeiter, die speziell genug ist, um im jeweiligen Tätigkeitsbereich fruchtbare Expertenarbeit zu gewährleisten, und zugleich weit genug, um die nicht in den eigenen Spezialbereich fallenden Fragen wahrzunehmen und zu ihrer Lösung die notwendige fachkompetente Hilfe heranzuziehen.

Auch der Tätigkeitsbereich eines Schwerhörigenlehrers ist längst viel zu breit geworden, als daß von jedem einzelnen noch erwartet werden kann, daß er in allen Verästelungen ausreichende Kompetenz erwerben könnte, den jeweiligen praktischen Anforderungen gewachsen zu sein. Hier ist also die Schwerhörigenschule als Weiterbildungsinstanz für das eigene Personal zunehmend in die Pflicht zu nehmen.

Anhang – Extempore: Aus dem Stammbuch eines Pädagogen

I. Zum lernenden Menschen

a) Der Mensch ist eine Ganzheit.
   - Selbst der Ausspruch „Zwischen den Ohren hängt immer ein Mensch" ist falsch, denn die Ohren sind ein nur unter Vernichtung der Ohren und Veränderung des Menschen abtrennbarer Teil der Ganzheit.
   - Daher ist es auch nicht möglich, „reine Hörübungen" zu veranstalten. Geübt wird immer mit dem ganzen Menschen, der als Ganzheit eine Situation als ganze aufnimmt und verarbeitet.
b) Der Mensch ist lernfähig.
   - Früher hat man versucht, etwa über den IQ die Lernfähigkeit eines Menschen festzuschreiben. Bei Kleinkindern ist das nie befriedigend gelungen.
   - Heute weiß man, daß die Lernfähigkeit nicht ein statistisches, sondern ein dynamisches System ist.
c) Der Mensch ist lernwillig.
   - Die Lernwilligkeit erklärt sich aus der biologischen Notwendigkeit zu lernen, denn nur durch Lernen kann der Mensch die notwendigen Fähigkeiten erwerben, die er benötigt, sich in der Welt zu behaupten (im Gegensatz zu den meisten Tieren, die schon von Geburt an mit den notwendigen Handlungsmustern ausgestattet sind).
   - Lernwilligkeit läßt sich pflegen, erhalten, entwickeln, aber auch verschütten.

d) Die Lernwilligkeit wird geweckt und erhalten durch das Streben nach Sinn.
   - Als Sinn ist in diesem Zusammenhang das zu bezeichnen, was die dem Menschen begegnenden Einzelphänomene in einen überschaubaren Zusammenhang bringt.
   - Durch das Schaffen von Sinnzusammenhängen wird der Mensch entlastet (Gehlen 1962, S. 62ff.).
   - Was in einer konkreten Situation von einem konkreten Menschen als Sinn verstanden wird, hängt von seiner individuellen Reife, Lerngeschichte, der zu bewältigenden Situation und seinen jeweiligen Absichten ab.
   - Sinn ist also eine subjektive Größe. Was dem einen höchst sinnvoll, interessant, spannend erscheint, findet der andere sehr langweilig, öde, belanglos.

e) Lernangebote müssen auf die individuelle Lernbereitschaft des Schülers ausgerichtet sein, wenn sie dauerhaftes und rasches Lernen bewirken sollen.

II. Zum Lehrgegenstand

a) Für ein erfolgversprechendes pädagogisches Handeln ist eine gründliche Sachanalyse eine unabdingbare, notwendige Voraussetzung.
   - Wer Hören lehren will, muß wissen, wie Hören abläuft und was unter welchen Bedingungen hörbar ist.
   - Wer sprachbezogenes Hören lehren will, der muß auch wissen, durch welche auditiv wahrnehmbaren sprachlichen und metasprachlichen Signale Inhalte verschlüsselt werden.[3]
   - Wer sprachbezogenes Hören lehren will, muß auch über die Sprachentwicklung des Menschen informiert sein.

b) Für erfolgversprechendes pädagogisches Handeln ist eine noch so gründliche Sachanalyse keine ausreichende Voraussetzung.

---

[3] Eine sehr gute diesbezügliche Analyse findet sich bei Burian et al. (1986).

- Der Lehrende muß die Lernfähigkeit des Schülers berücksichtigen. Er darf ihn weder über- noch unterfordern. Das zu vermittelnde Wissen muß den Verstehensmöglichkeiten des Schülers entsprechend gestaltet werden.
- Der Lehrende muß die Lernbereitschaft des Schülers berücksichtigen, um hier die notwendigen Anknüpfungspunkte für das Vermitteln des angestrebten Wissens zu finden und nutzen zu können.

III. Zu den Rahmenbedingungen des Lernens und Lehrens

a) Lernen erfolgt unter Rahmenbedingungen, die großenteils gesellschaftlich strukturiert und institutionalisiert sind.
   - Die zwischen dem Lernenden und dem Lehrenden bestehenden Beziehungen sind gesellschaftlich definiert. Das Verhalten von Lehrern, Therapeuten, Eltern unterliegt gesellschaftlichen Bewertungen, deren Einhaltung notfalls durch Sanktionen sichergestellt werden soll.
   - Das Verhalten der pädagogisch Wirkenden ist von ihrem Menschenbild geprägt (Kron 1988, S. 54f.), das jedoch ebenfalls weitgehend gesellschaftlich vermittelt wird.
   - Die Gesellschaft, meistens in Form der Gemeinde oder des Staates, stellt Institutionen bereit, in denen das Lernen sichergestellt werden soll, wie z. B. Schulen, Berufsbildungswerke oder therapeutische Institute.

b) Die Ziele des Lernens sind großenteils gesellschaftlich vorgegeben.
   - Es ist ein wichtiges Ziel der gesellschaftlichen Bildungseinrichtungen, das Individuum sozial zu integrieren.
     - Das geschieht einerseits aus gesellschaftlichem Interesse. Da die Gesellschaft von der Arbeit ihrer Mitglieder lebt, muß sie daran interessiert sein, die Heranwachsenden zu tüchtigen Menschen heranzubilden, die in der Lage sind, die für den Erhalt und Ausbau der Lebensbedingungen notwendigen Tätigkeiten zu vollbringen. Sie hat ein berechtigtes Interesse an ihrem Selbsterhalt.

  - Es ist im Interesse des Individuums, Anpassungsfähigkeit zu entwickeln, weil der Mensch als Zoon politikon[4] auf seine Eingliederung in eine Gesellschaft angewiesen ist. Er könnte schon aus biologischer Sicht nicht aus eigener Kraft überleben (Portmann 1956).
- Es ist zugleich ein wichtiges Ziel der Erziehung, die Individualität des Menschen zu entwickeln.
  - Kein Mensch ist wie der andere. Er will es auch nicht sein.
  - Erfahrungen haben gezeigt, daß die Bewältigung des Lebens als Hörbehinderter um so besser gelingt, je klarer eine bestehende Hörschädigung in die eigene Identität einbezogen wird.

c) Die Aufgabe der Erziehung ist es, zwischen den Polaritäten Individualisierung und Sozialisierung einen tragfähigen Ausgleich zu finden.

d) Die Gesellschaft erwartet auch von den pädagogischen Institutionen den Nachweis, erfolgreiche Arbeit zu leisten.
- Erfolgskontrollen sind sicherlich notwendig, um Schwächen pädagogischer Arbeit aufzudecken und so einen Anreiz zu einer ständigen Weiterentwicklung der eingesetzten Verfahren zu gewährleisten.
- Erfolgskontrollen sind äußerst schwierig, da intelligente Schüler fähig sind, notfalls auch trotz des Lehrers und der von ihm eingesetzten Methoden zu lernen.[5]

---

[4] Aristoteles: Nikomachische Ethik.

[5] So hat es immer zahlreiche Schüler gegeben, die auch mit der Buchstabiermethode das Lesen erlernten, obwohl heute wohl kein Pädagoge mehr auf die Idee käme, nach dieser Methode unterrichten zu wollen.

Literatur

Bundesgemeinschaft der Eltern und Freunde schwerhöriger Kinder e. V. (1990) „Früh"erkennung? Memorandum zum Stand der Erkennung und Förderung hörgeschädigter Kleinkinder in der Bundesrepublik Deutschland. Selbstverlag, Hamburg

Burian K, Eisenwort B, Pfeifer C (1986) Hörtraining. Ein Trainingsprogramm für Cochlearimplantatträger und Hörgeräteträger. Thieme, Stuttgart

Gehlen A (1962) Der Mensch. Seine Natur und seine Stellung in der Welt. Athenäum, Frankfurt/M., S 7

Heese G (1969) Geschichte der Schwerhörigenbildung. In: Heese G (Hrsg) Grundlagender Schwerhörigenbildung. Marhold, Berlin

Heese G (1983) Schwerhörigenpädagogik. In: Solarová S (Hrsg) Geschichte der Sonderpädagogik. Kohlhammer, Stuttgart S 297–331

Kröhnert O (1966) Die sprachliche Bildung des Gehörlosen. Geschichtliche Entwicklung und gegenwärtige Problematik. Beltz, Weinheim (Pädagogische Studien, Bd 13)

Kron FW (1988) Grundwissen Pädagogik. Reinhardt, München (UTB für Wissenschaft. Große Reihe)

Netsch W (1968) Statistiken und Nachrichten über Bildungs- und Sozialeinrichtungen in Deutschland, Österreich und der deutschsprachigen Schweiz nach dem Stand vom 1. November 1968. Trier: Bund Deutscher Taubstummenlehrer 1968 [entsprechende Nachfolgebände erschienen 1965 (Scholz), in der Folgezeit als „Statistische Nachrichten" 1971 (Netsch), darauf bei Groos, Heidelberg: 1975 (Netsch), 1978 (Netsch), 1981 (Tigges), 1984 (Tigges), 1987 (Breitinger/Brunner)]

Portmann A (1956) Zoologie und das neue Bild vom Menschen. Biologische Fragmente zu einer Lehre vom Menschen. Rowohlt, Hamburg (Rowohlts Deutsche Enzyklopädie, Bd 20)

Schumann P (1929) Die Bildungseinrichtungen. In: Bund Deutscher Taubstummenlehrer (Hrsg). Handbuch des Taubstummenwesens. Staude, Osterwieck, S 61–130

Schumann P (1940) Geschichte des Taubstummenwesens, vom deutschen Standpunkt aus dargestellt. Diesterweg, Frankfurt/M.

Stobschinski R (1929) Schwerhörigenbildung und Schwerhörigenfürsorge. In: Bund Deutscher Taubstummenlehrer (Hrsg). Handbuch des Taubstummenwesens. Staude, Osterwieck, S 725–731

Witthöft H (1987) Gründung der Schwerhörigenschule Hamburg. Hörgeschädigtenpädagogik 41 (2): 79–94 und (3): 155–162

Sprachsignalverarbeitung

E. von Wallenberg

Schall bezeichnet die Empfindung, die durch die unser Ohr treffenden Schwingungen (gasförmiger, flüssiger oder fester Körper) hervorgerufen wird. Die Physik hat den Begriff Schall auf diese Schwingungen selbst übertragen. Wie kann man nun Schall beschreiben? In der physikalischen Domäne beschreibt man die mit Meßgeräten erfaßbaren Größen und in der psychoakustischen Domäne unsere subjektive Wahrnehmung (Tabelle 1). Die Lautstärke, z.B. den Schalldruckpegel oder die Schalldruckamplitude, kann man messen. Unsere subjektive Empfindungsgröße ist die Lautheit. Auch die Frequenz eines Tones kann man messen, und die subjektive Empfindungsgröße ist die Tonhöhe oder auch Tonheit. Eine weitere wichtige Größe ist der Rhythmus des Schalles, den man wahrnimmt, oder physikalisch ausgedrückt, das zeitliche Muster. Wenn das zeitliche Muster eine sehr schnelle Abfolge aufweist, nimmt man keinen Rhythmus mehr wahr, sondern eine periodische Tonhöhe. Dies soll anhand eines Beispiels erläutert werden.

Wird ein 500-Hz-Ton in seiner Amplitude von 2 Hz bis 100 Hz moduliert, so nimmt man zuerst Lautheitsschwankungen wahr. Oberhalb einer Modulationsfrequenz von 20 Hz kann man Änderungen nicht mehr folgen, und man hört eine konstante Lautheit, allerdings klingt der Ton zunächst rauh. Danach (oberhalb von 70 Hz bis 100 Hz) empfindet man eine zusätzliche Tonhöhe, die man in der Sprache auch als Grundfrequenz oder periodische Tonhöhe bezeichnet. Diese Grundfrequenz gibt nicht nur Auskunft über die Stimmlage des Sprechers, also über sein Geschlecht und sein Alter, sondern auch über die Intonation.

Mit diesen drei wichtigen Parametern läßt sich Schall beschreiben. Eine graphische Darstellung dieser Merkmale bezeichnet man

Tabelle 1. Physikalische und psychoakustische Beschreibung von Schall

Physikalisch		Psychoakustisch
Lautstärke	→	Lautheit
Frequenz	→	Tonhöhe, Tonheit
Zeitmuster	→	Rhythmus, Periodentonhöhe

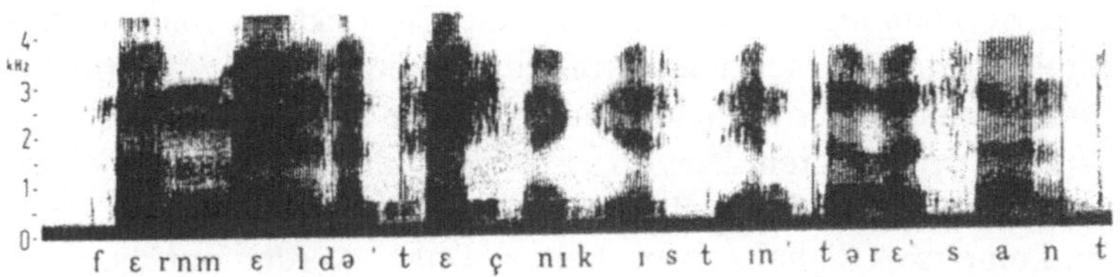

Abb. 1. Spektrogramm des Satzes: „Fernmeldetechnik ist interessant". Auf der horizontalen Achse ist die Zeit, auf der vertikalen Achse die Frequenz aufgetragen. Die Amplitude (Lautstärke) des Schalls ist durch die Tiefe der Schwärzung wiedergegeben. (Nach Fellbaum 1984)

als Spektrogramm (Abb. 1). Die Frequenz ist auf der vertikalen Achse aufgetragen. Man erkennt, daß Vokale vor allem niederfrequente Spektralanteile aufweisen, Konsonanten dagegen häufiger hochfrequente Anteile. Die Lautstärke des Schalls läßt sich anhand der Tiefe der Schwärzung erkennen. Auf der horizontalen Achse ist die Zeit aufgetragen: Die grobe Zeitstruktur kennzeichnet Wort- und Silbengrenzen; das ist der Rhythmus, den man wahrnimmt. Die feine Zeitstruktur, die hier sichtbar ist, gibt die periodischen Stimmbandschwingungen bei stimmhaften Lauten (Grundfrequenz) wieder.

Sprache läßt sich als ein komplexes Schallmuster darstellen. Das Gehirn erkennt diese Muster. Wie geht diese Erkennung der Schallmuster beim Cochlear-Implant-Träger vonstatten? Wie werden diese Schallmuster vom Sprachprozessor aufbereitet?

Das Nucleus Mini System 22 verwendet dazu das Prinzip der Merkmalsextraktion (englisch: feature extraction). Darunter ist folgendes zu verstehen: Das Sprachsignal wird analysiert und die wesentlichen Merkmale wie Grundfrequenz, Intensität und Formanten werden extrahiert. Diese Strategie basiert auf psychophysikalischen Experimenten, mit denen die wichtigsten Merkmale zur Spracherkennung bestimmt werden.

Die Idee der Merkmalsextraktion wurde zunächst von der Universität Melbourne entwickelt. Dort untersuchte man, welche Faktoren das Sprachverständnis von höchstgradig Schwerhörigen beeinflussen. Dieses Wissen und die Grundlagen der Theorien zu Spracherkennung wendete man für die Entwicklung von Cochlear Implants an. Die Merkmalsextraktion hat den Vorteil, die Stimulationsparameter der pathologischen Cochlea in einer kontrollierten Weise zu präsentieren. Dies erweist sich als sinnvoll, denn eine Cochlea mit nur wenigen überlebenden Sinneszellen ist kaum in der Lage, ein komplexes Signal zu verarbeiten. Daher werden nur die wichtigsten Merkmale der Sprache ausgewählt. Das besondere an dieser Strategie ist, daß durch die Verwendung der digitalen Signalverarbeitung mehr und mehr Merkmale ergänzt werden können, wenn sich zeigt, daß die Patienten diese nutzbringend verwenden können. Mit anderen Worten, die Merkmalsextraktion ist die systematischste, flexibelste und leistungsfähigste Sprachkodierungsstrategie für Cochlear Implants.

Um die Verarbeitung der Sprache im Cochlear Implant erläutern zu können, wird zunächst auf die menschliche Sprachproduktion im Artikulationstrakt eingegangen. Der Artikulationstrakt läßt sich vereinfacht als Hohlraumresonator mit ausgeprägten Resonanzen darstellen (Abb. 2). Die Anregung des Artikulationstraktes erfolgt durch die Schwingungen der Stimmbänder. Während der Artikulation von verschiedenen Vokalen wird durch die Bewegung der Zunge die Größe und die Form des Resonanzraumes verändert. Ähnlich wie bei Orgelpfeifen wird die Form des Resonanzraumes die Resonanzfrequenz des Artikulationstraktes bestimmen. Für Vokale nennt man diese Resonanzfrequenzen Formanten. Beim /a:/ ist der Hohlraum direkt oberhalb der Glottis kleiner als beim /i:/. Dagegen ist der vordere Hohlraum beim /a:/ sehr viel größer, und der Mund ist offen. Die ersten beiden Resonanzfrequenzen beim Spektrum des Vokales /a:/, also der 1. und 2. Formant, liegen bei ungefähr 800 Hz bzw. 1200 Hz. Beim Vokal /i:/ bewegt sich die Zunge nach oben und

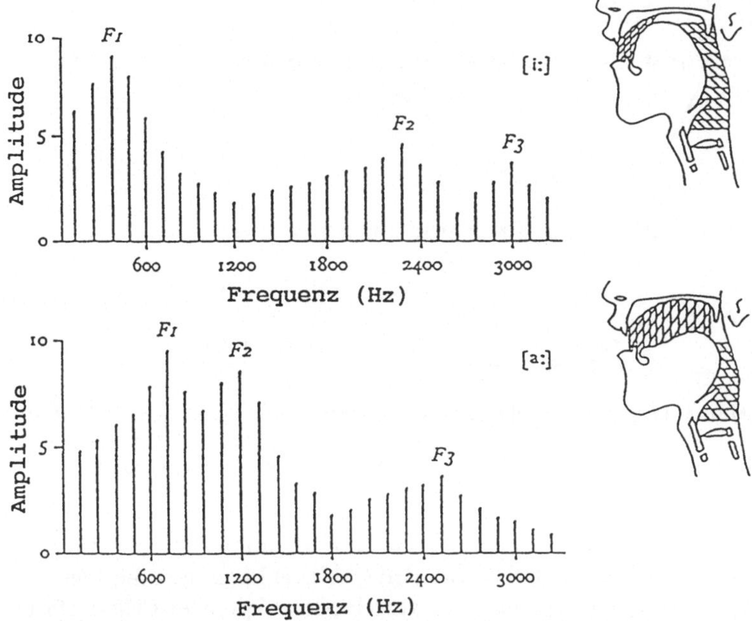

Abb. 2. Querschnitt durch den Artikulationstrakt bei der Artikulation der Vokale /i:/ und /a:/ sowie die dazugehörigen Spektren. Die Resonanzfrequenzen sind mit F1, F2 und F3 für die drei ersten Formanten bezeichnet

nach vorne. Die Veränderung der Form des Artikulationstraktes findet man im Spektrum wieder. Der 1. Formant ist zu niedrigeren Frequenzen verschoben und der 2. Formant hat zugenommen. Auf die weiteren Formanten (F3) wird später noch einzugehen sein.

Es soll nun die Verarbeitung der gleichen Sprachlaute beim Sprachprozessor betrachtet werden (Abb. 3). Schematisch ist hier das Elektrodendisplay auf dem Programmiergerät dargestellt, das die Funktion der in die Cochlea implantierten Elektroden simuliert. Für den Vokal /a:/ werden zwei eng benachbarte Elektroden stimuliert. Beim /i:/ wird eine weiter apikal liegende Elektrode für den ersten Formanten und eine weiter basal liegende Elektrode für den zweiten Formanten stimuliert.

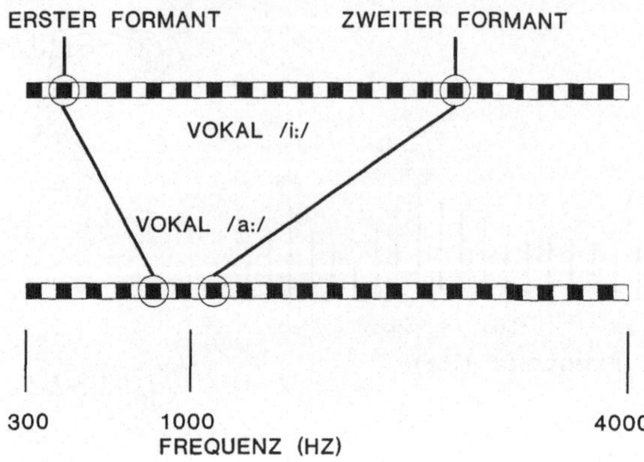

Abb. 3. Display der Elektroden am Programmiergerät (schematisch). Links befinden sich die apikalen Elektroden, rechts die basalen. Das Muster der stimulierten Elektroden ist für die Vokale /i:/ und /a:/ dargestellt

Genügt die Information des 1. und 2. Formanten zur Erkennung der Vokale? Amerikanischen Studien (Abb. 4) kann man die Lage der ersten beiden Formanten für verschiedene Sprecher (Mann, Frau, Kind) (Peterson 1961) und die Streubereiche der ersten beiden Formanten (rechts) (Potter u. Steinberg 1950) entnehmen. Man sieht, daß F1 und F2 ausreichend Information zur Erkennung der meisten Vokale aufweisen. Die höheren Formanten F3 und F4 tragen vorwiegend redundante, jedoch bei einigen Vokalen auch für die Unterscheidung wichtige Informationen. So ist z.B. der 3. Formant wichtig zur Unterscheidung des amerikanischen Vokals /oe:/ wie in dem wort „heard", da es in der F1-F2-Ebene Überlappungen gibt. Die redundante Information, auf deutsch auch weitschweifig oder überreichlich, hilft bei der Erkennung von Sprache in geräuschvoller Umgebung. Aus dem oberen Teil der Abb. 4 erkennt man, daß nicht die absolute, sondern die relative Lage der Formanten zueinander für die Vokalerkennung maßgebend ist. Bei einer Kinderstimme liegen aufgrund des kleineren Resonanzraumes alle Formanten höher als bei einer Männerstimme. Es ist also das Formantmuster, das wir erkennen müssen. Dieses Formantmuster wird beim Cochlear Implant in ein Elektrodenmuster abgebildet.

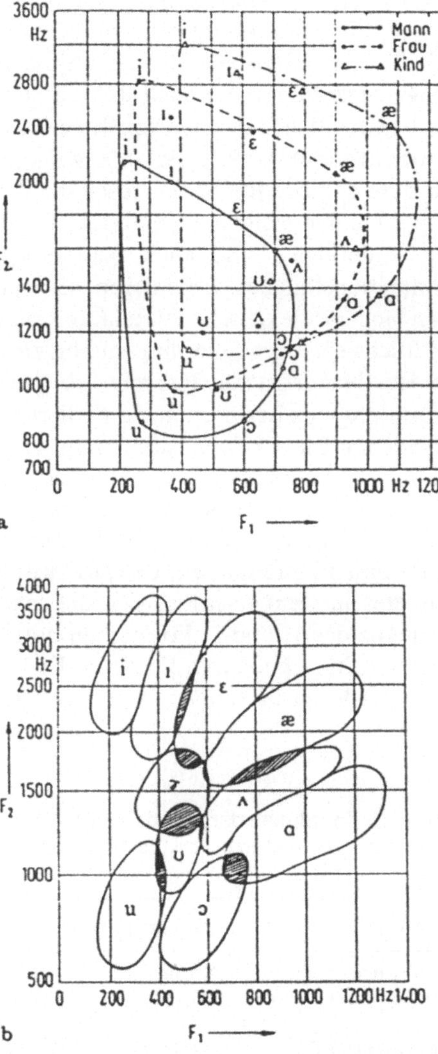

Abb. 4a, b. Lage und Streubereich der ersten beiden Formanten für amerikanische Vokale. **a** Frequenzen der ersten beiden Formanten für Männer-, Frauen- und Kinderstimmen (nach Peterson 1961); **b** Streubereich der ersten beiden Formanten. (Nach Potter u. Steinberg 1950)

Das Prinzip der Zuordnung von akustischen Parametern auf elektrische Stimulationsparameter und den erzielten Höreindruck zeigt Tabelle 2 am Beispiel F0-F1-F2-Sprachkodierung. Diese Zuordnung, die im Englischen auch als Mapping (= Abbildung) bezeichnet wird, geht auf die Arbeiten von Tong von der Universität Melbourne zurück (Tong et al. 1982, 1983). Er zeigte, daß der Lautheitseindruck mit dem applizierten Strom zusammenhängt und daher die Stromamplitude der geeignete elektrische Parameter ist, um Schalldruckpegeländerungen und auch Änderungen der Einhüllenden des Stimulationssignales zu kodieren. Es wurde weiterhin gezeigt, daß verschiedene elektrische Stimulationsraten verschiedene Tonhöheneindrücke erzeugen, allerdings nur bis zu einer Pulsrate von ungefähr 500 Hz. Daher ist die Pulsrate der geeignete Parameter, um die Grundfrequenz der Stimme zu kodieren. Die Stimulation von verschiedenen Elektrodenpositionen in der Cochlea ruft verschiedene Klangfarbeneindrücke wie „dunkel“ oder „hell“ hervor, und schnelle Änderungen des Stimulationsortes können erkannt werden. Die Stimulation von zwei zeitlich verschobenen Stimulationspulsen ergibt einen Höreindruck, der aus zwei Tonkomponenten besteht. Aus diesem Grunde lassen sich die schnellen Veränderungen der Frequenz des 1. und 2. Formanten durch die Änderung der Elektrodenposition kodieren. Diese F0-F1-F2-Sprachverarbeitungsstrategie wurde im bisherigen WSP (wearable speech processor) ver-

Tabelle 2. Zuordnung der akustischen Merkmale zu den elektrischen Merkmalen und der dadurch erzielte Höreindruck am Beispiel der F0-F1-F2-Sprachkodierung

Akustisch	Elektrisch	Höreindruck
Schalldruckamplitude	Strom	Lautheit
Grundfrequenz (F0)	Pulsrate	Tonhöhe (Periodizitätsprinzip)
1. Formant (F1)	Apikale Elektrodenposition	Klangfarbe (Ortsprinzip)
2. Formant (F2)	Basale Elektrodenposition	Klangfarbe (Ortsprinzip)

wendet; es stehen auch andere Strategien zur Verfügung, bei denen z.B. der 1. Formant als Pulsrate kodiert wird.

Weiterführende Untersuchungen an der Universität Melbourne konnten zeigen, daß das Hinzufügen zusätzlicher Merkmale das Sprachverständnis – insbesondere in geräuschvoller Umgebung – verbessern kann. Die Flexibilität der implantierten Empfänger-Stimulator-Elektronik ermöglicht es, weitere Merkmale hinzuzufügen, ohne daß eine neue Operation erforderlich wird (Lehnhardt et al. 1990).

Der neue MSP (miniature speech processor) enthält einen kundenspezifischen, integrierten Schaltkreis zur digitalen Verarbeitung der Sprachsignale mit einer sogenannten Multipeak-Strategie (Abb. 5). Diese verbindet die Merkmalsextraktion für den 1. und 2. Formanten, wie sie im WSP verwendet wurde, mit einer Filterung in drei hochfrequenten Frequenzbändern und ermittelt damit insgesamt fünf spektrale Merkmale. Die Bandpaßfilter weisen Grenzfrequenzen von 2–2,8 kHz, 2,8–4 kHz und 4–8 kHz auf. Die Amplitude

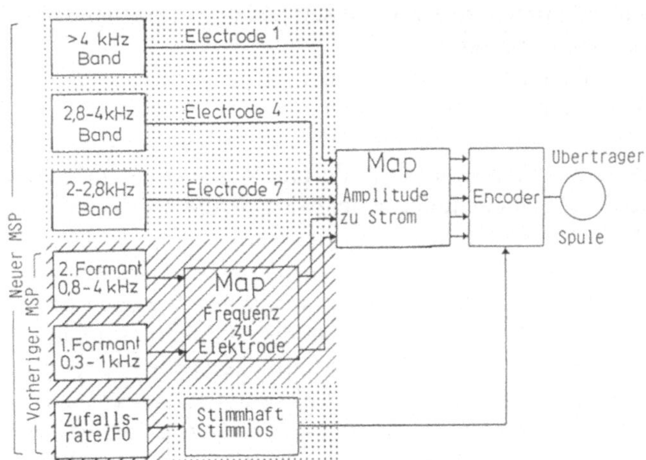

Abb. 5. Blockschaltbild des Miniatur-Sprachprozessors (MSP). Elemente der Merkmalsextraktion, die auch im vorigen WSP vorhanden waren, sind durch einen schraffierten Hintergrund gekennzeichnet

der Filterausgänge bestimmt entsprechend der patientenspezifischen „Map“ den Strom auf den drei Elektroden 7, 4 und 1. Ein weiteres neues Merkmal ist die Unterscheidung zwischen stimmhaften und stimmlosen Sprachlauten im MSP. Bei stimmlosen Sprachlauten wird auf eine höhere Zufallsstimulationsrate von 250 Hz umgeschaltet.

Bisher wurde viel über Vokale gesprochen. Wie werden Konsonanten verarbeitet? Konsonanten unterscheiden sich vor allem in ihrer Artikulationsart: man unterscheidet Verschlußlaute /a*t*a/, Reibelaute /a*v*a/, Nasallaute /a*n*a/ und intermittierende Laute /a*r*a/. Die Artikulationsart beeinflußt das Amplituden- und Zeitmuster und damit beim Cochlear Implant den zeitlichen Verlauf der Stromamplitude (Einhüllende) und die zeitliche Abfolge der Stimulationsimpulse. Sowohl bei Konsonanten als auch bei Vokalen unterscheidet man verschiedene Artikulationsorte, die man beim Cochlear Implant in verschiedenen Stimulationsorten entlang der Cochlea wiederfindet. All dies bezeichnet man als segmentale Merkmale. In der Sprachinformation sind aber auch suprasegmentale Merkmale enthalten, z. B. die Intonation oder die Betonung. Auch diese lassen sich im Sprachprozessor messen und in entsprechende Stimulationsparameter umsetzen.

Eine dreidimensionale spektrographische Darstellung des Vokal-Konsonant-Vokalüberganges /a*t*a/ ist in Abb. 6 wiedergegeben. Man erkennt den stimmlosen Verschlußlaut, der viele hochfrequente Anteile aufweist, und die Formanten des /a:/ am Anfang und am Ende der Darstellung. In der Mitte befindet sich eine Pause, auf die das breitbandige Spektrum des Verschlußlautes folgt. Auch diese schnellen spektralen Änderungen muß der Sprachprozessor wiedergeben können. Die schnellen spektralen Veränderungen erfordern eine schnelle zeitliche Abfolge der Stimulationsimpulse.

Der MSP verwendet die Multipeak-Strategie, bei der vier Elektroden in sehr schneller Sequenz stimuliert werden (Abb. 7). Ist das Signal stimmhaft, also periodisch, so werden die F1- und F2-Elektroden, sowie die Elektroden 7 und 4, die den hochfrequenten Filtern zugeordnet sind, stimuliert. Da bei stimmhaften Lauten nur sehr wenig Energie im 3. Bandpaß vorhanden ist, wird die Elektrode 1 nicht stimuliert. Ist das Signal stimmlos, so werden die Elektroden,

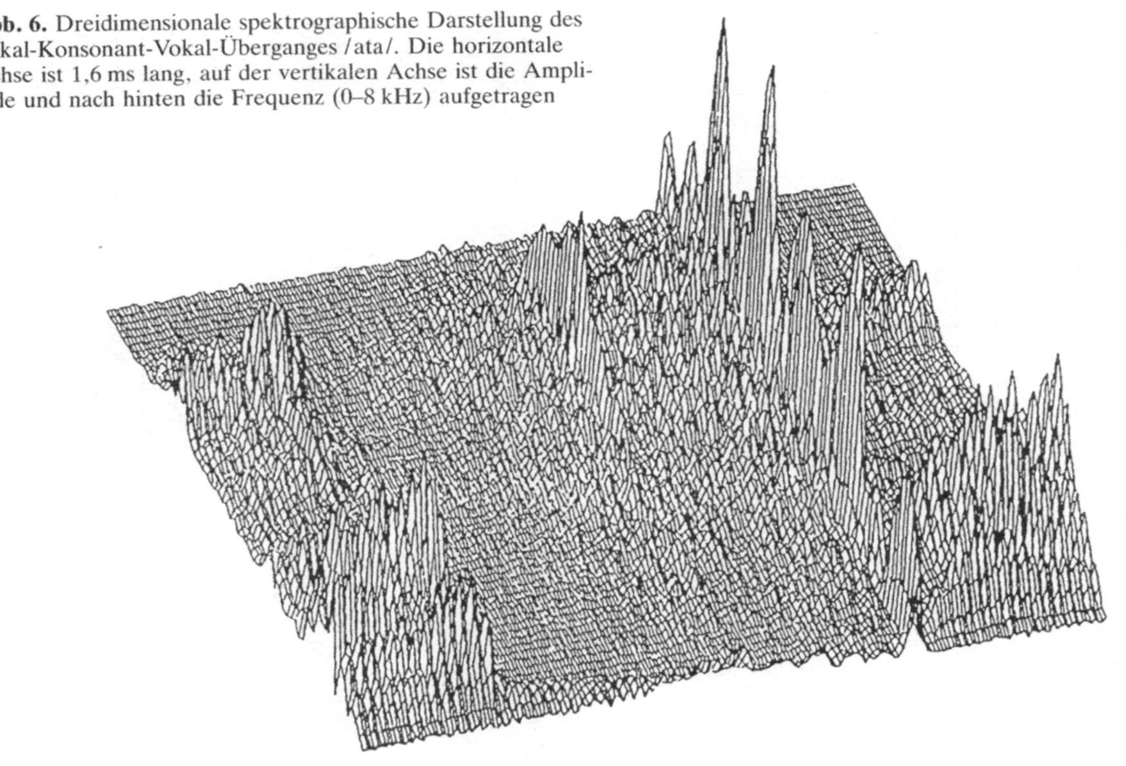

Abb. 6. Dreidimensionale spektrographische Darstellung des Vokal-Konsonant-Vokal-Überganges /ata/. Die horizontale Achse ist 1,6 ms lang, auf der vertikalen Achse ist die Amplitude und nach hinten die Frequenz (0–8 kHz) aufgetragen

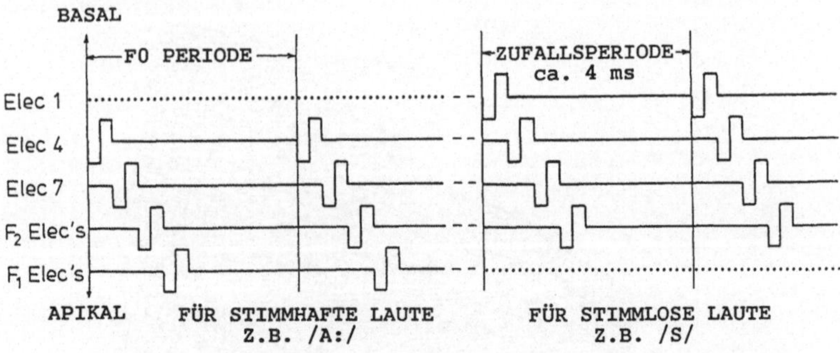

Abb. 7. Zeitliche Abfolge der Stimulationsimpulse bei der Multipeak-Strategie im MSP. Bei stimmhaften Lauten wird mit der Grundfrequenz stimuliert (*links*), bei stimmlosen Lauten mit einer Zufallsrate (*rechts*)

die den drei hochfrequenten Filtern zugeordnet sind (1, 4 und 7) sowie die F2-Elektrode stimuliert. Da in diesem Fall wenig Energie unter 1000 Hz vorhanden ist, wird die F1-Elektrode nicht stimuliert. Durch die höhere Stimulationsrate bei stimmlosen Sprachlauten ergibt sich eine bessere zeitliche Wiedergabe von schnellen Konsonantübergängen. Die zusätzliche hochfrequente Information verbessert auch das Erkennen der konsonantenspezifischen Merkmale.

Eine schematische Darstellung, wie verschiedene Sprachlaute (/i/, /u/, /a/, /z/ und /s/) die Elektroden stimulieren, wird in Abb. 8 gezeigt. Auf der Ordinate sind die Elektroden mit den zugeordneten Bandpaßfiltern und dem F1- und F2-Bereich dargestellt. So wie sich Worte in ihrer Frequenzzusammensetzung oder Akkorde in der Zusammensetzung der Töne unterscheiden, heben sich die verschiedenen Elektrodenmuster voneinander ab. Dieses Elektrodenmuster enthält die Information über die Sprachlaute. Ein vereinfachendes Beispiel soll dies erläutern: Stellen wird uns vor, wir spielen eine Melodie aus drei Tönen auf einem Klavier. Es kommt nun für das Erkennen der Melodie nicht darauf an, ob wir diese in der tiefen oder der hohen Tonlage spielen, sondern nur auf die Beziehung der Töne zueinander, also auf das Tonmuster.

Damit läßt sich auch eine Frage beantworten, die häufig gestellt wird: Kann, wenn die Elektrode nicht vollständig in die Cochlea

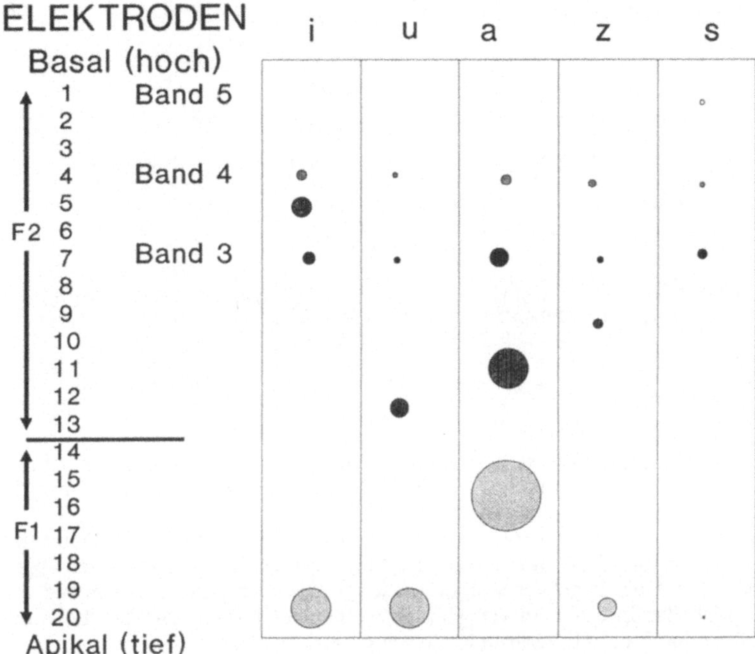

Abb. 8. Schematische Darstellung der Elektrodenzuordnung für verschiedene Sprachlaute (/i/, /u/, /a/, /z/ und /s/) bei der Multipeak-Strategie. Die Größe der Punkte gibt die relative Amplitude der spektralen Maxima wieder

eingeschoben werden konnte, die richtige Zuordnung der Nervenfasern zu den Elektroden erreicht werden? Wir wissen, daß bei einer Einführtiefe des Elektrodenträgers von gegenwärtig ca. 1,5 Windungen die Bestfrequenz von 1000 Hz bei der apikalen Elektrode zu finden ist. Es kommt jedoch bei der Elektrostimulation nicht unbedingt darauf an, genau die gleichen Nervenfaserbereiche zu reizen wie es beim Normalhörenden der Fall war. Wir hatten ja auch bei den Formantlagen der verschiedenen Sprecher gesehen, daß sich Männer, Kinder und Frauenstimme in ihrer Frequenzlage unterscheiden und daher die absolute Tonlage nicht von Bedeutung sein kann,

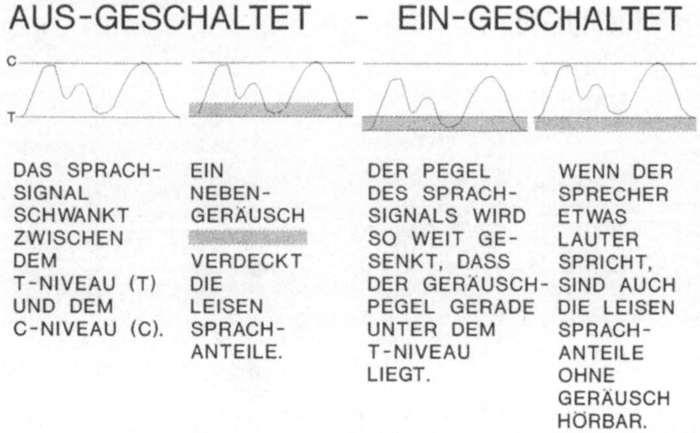

Abb. 9. Funktionsweise der Geräusch-Still-Schaltung beim MSP. Beschreibung von links nach rechts. 1. Die Einhüllende des Sprachsignals schwankt zwischen dem T-Niveau (Schwelle) und dem C-Niveau (maximal angenehme Lautheit). 2. Ein Störgeräusch verdeckt die leisen Sprachanteile. 3. Durch die Aktivierung der Geräusch-Still-Schaltung wird der Signalpegel so weit abgesenkt, daß der Pegel des Störgeräusches gerade unter dem T-Niveau liegt. 4. Spricht der Sprecher ein wenig lauter, nimmt der CI-Träger die Sprache wahr, ohne durch das Hintergrundgeräusch gestört zu werden

sondern daß das Frequenzmuster die wesentliche Information enthält.

Um eine Hilfestellung beim Sprachverstehen in geräuschvoller Umgebung zu leisten, wurde der MSP mit einer zuschaltbaren Geräusch-Still-Schaltung ausgerüstet (Abb. 9). Es handelt sich dabei um eine aktive Schaltung zur Geräuschunterdrückung. Wird der MSP auf „S" gestellt, mißt er kontinuierlich den Pegel des Hintergrundgeräusches und zieht diesen von der Amplitude des Sprachsignals ab. Die Zeitkonstante bei dieser kontinuierlichen Messung beträgt 10 Sekunden. Die Geräusch-Still-Schaltung hat sich besonders bei konstanten Hintergrundgeräuschen (wie z.B. im Auto) bewährt. Wunder kann man allerdings auch von dieser Schaltung nicht erwarten. So wird der Cochlear-Implant-Träger bei einer Cocktailparty, bei der viele Menschen in unterschiedlichen Lautstärken

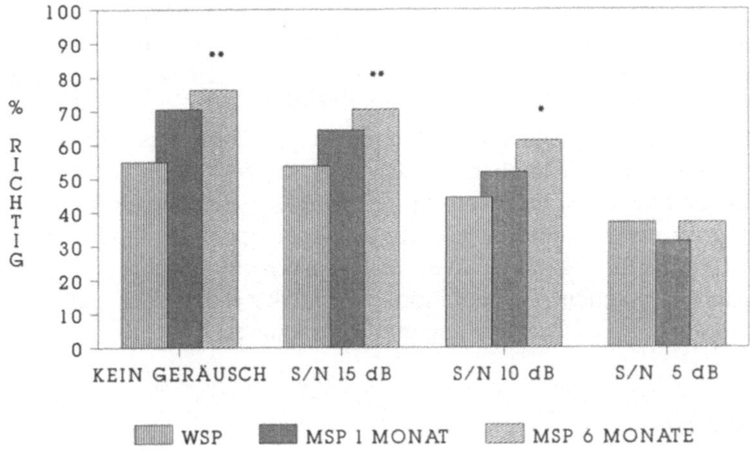

Abb. 10. Vergleich der Ergebnisse des Freiburger Zahlentests im Störgeräusch von 8 Patienten mit dem WSP, dem MSP nach 1 Monat und nach 6 Monaten Erfahrung. Auf der x-Achse ist das Signal-Rauschverhältnis angegeben. Die Signifikanz des Unterschiedes zwischen den Ergebnissen mit dem WSP und dem MSP nach 6 Monaten ist durch Sterne gekennzeichnet (*$p<0{,}05$ bzw **$p<0{,}01$)

durcheinanderreden, nur einen begrenzten Nutzen von seinem Sprachprozessor haben.

Die Verbesserung im Sprachverstehen bei geräuschvoller Umgebung, die mit dem MSP im Vergleich zum vorherigen WSP erreicht werden kann, wurde in einer Studie an der Medizinischen Hochschule Hannover untersucht (Abb. 10). Acht Patienten, die im Durchschnitt 40 Monate Erfahrung mit dem WSP hatten, wurden zuerst mit WSP getestet, und dann nach 1 Monat und schließlich nach 6 Monaten Erfahrung mit dem MSP erneut untersucht. Der Freiburger Zahlentest wurde bei Hintergrundgeräusch (umweltsimulierendes Rauschen) mit verschiedenen Signal-Rauschverhältnissen (Ruhe, 15 dB, 10 dB und 5 dB) im freien Schallfeld bei 70 dB Schalldruckpegel durchgeführt. Die Ergebnisse zeigen eine signifikante Verbesserung vom WSP zum MSP nach 6 Monaten in Ruhe und bei Signal-Rauschabständen von 15 dB und 10 dB. Dies kann auf die zusätzliche hochfrequente Information, die die neue Multipeak-Strategie vermittelt, und die neue Geräuschstillschaltung im MSP zurückgeführt werden. Nur bei 5 dB Signal-Rauschverhältnis zeigt sich keine Verbesserung.

Wir haben gesehen, daß die Sprache physikalisch als komplexes Schallmuster beschrieben werden kann. Die wichtigsten Merkmale dieser Muster werden vom Sprachprozessor extrahiert und in ein Muster der stimulierten Elektroden umgesetzt. Das Gehirn kann diese Muster erkennen, wenn es entsprechend trainiert wird. Die damit verbundene Rehabilitation ist eine der wichtigsten Aufgaben innerhalb eines Cochlear-Implant-Programmes.

Literatur

Fellbaum K (1984) Sprachsignalverarbeitung und Sprachübertragung. Springer, Berlin Heidelberg New York Tokyo

Lehnhardt E, Wallenberg E von, Battmer R (1990) Preliminary clinical results with a modified coding strategy for the Nucleus cochlear implant. In: Sacristan T et al. (eds) Otorhinolaryngology, Head and Neck Surgery, MAD 268, Proceedigns of the XIV World Congress of Otorhinolaryngology, Head and Neck Surgery, Madrid, September 10–15, 1989. Kugler & Ghedini, Amsterdam, pp 1151–1159

Peterson GE (1961) Parameters of vowel quality. J Speech Hear Res 4: 10–29

Potter R, Steinberg J (1950) Towards the specification of speech. J Acoust Soc 22: 807–820

Tong YC, Clark GM, Blamey PJ, Busby PA, Dowell RC (1982) Psychophysical studies for two multiple-channel cochlear implant patients. J Acoust Soc Am 71: 153–160

Tong YC, Blamey PJ, Dowell RC, Clark GM (1983) Psychophysical studies evaluating the feasibility of a speech processing strategy for a multiple-channel cochlear implant. J Acoust Soc Am 74: 73–80

Sprachproduktion – Die Sprache der Gehörlosen, Schwersthörigen und Tauben. Was vermag ein Cochlear Implant?

T. Seeger

Die meisten Studien, die postoperative Ergebnisse von CI-Patienten vorlegen, befassen sich mit dem *Sprachverständnis*, mit dem Nutzen, den ein CI für das *Verstehen* von Sprache erbringt. Darüber hinaus ist es jedoch ebenso von Interesse, welchen Nutzen das CI für die Verbesserung der *Sprachproduktion*, für das Sprechen des Benutzers hat, indem er vermittels auditiver Rückkopplung nun lernt, seine Stimme zu kontrollieren und damit die Verständlichkeit der eigenen Sprache zu verbessern.

Ich möchte daher an dieser Stelle auf die Veränderungen eingehen, die ein CI für die Sprachproduktion, für das Sprechen der Benutzer herbeiführt.

Anhand eines biokybernetischen Modells wird zunächst erläutert, welche Hirnstrukturen an der Sprachproduktion beteiligt sind, unter Berücksichtigung der akustischen, visuellen und propriozeptiven Feedback-Systeme, die es uns erlauben, unsere Sprachproduktion zu kontrollieren.

Es folgt eine Diskussion der Faktoren, die einen Einfluß auf die Entwicklung sprachproduktiver Fähigkeiten bei hochgradig Hörbehinderten haben sowie eine Beschreibung von häufig auftretenden Abweichungen in der Lautsprache der Gehörlosen und Ertaubten.

Abschließend möchte ich auf die Resultate einer Studie mit 80 implantierten Kindern und Jugendlichen eingehen, die für die FDA, die amerikanische Gesundheitsbehörde, durchgeführt wurde und die u. a. auch Ergebnisse zu der Sprachproduktion der Kinder liefert.

Biokybernetische Aspekte der Sprachproduktion

Sprechen ist ein hochkomplexer Vorgang, an dem verschiedene funktionell miteinander verknüpfte Strukturen des Zentralnervensystems beteiligt sind.

Das vereinfachende Blockschema (Abb. 1) stellt auf der linken Seite die akustische *Sprachperzeption* dar, vom Ohr über die unteren Hörbahnabschnitte, Mittelhirn, Thalamuskerne bis zu den akustischen Projektions-Rindenfeldern und der Assoziationsrinde. Auf der rechten Seite des Schemas ist dementsprechend die motorische Partie des ZNS symbolisiert, die im Frontalhirn mit der Intention zu sprechen ihren Anfang nimmt und über den präzentralen Kortex, die Atemmuskulatur, Kehlkopf und Vokaltrakt zu einer Äußerung führt.

Diese Darstellung eines kypernetischen Systems von Sprachperzeption und -produktion (vgl. Keidel 1977) verdeutlicht, daß es eine Reihe von verpolten Feedback-Schleifen gibt, die es uns beispielsweise ermöglichen, das eigene Sprechen zu kontrollieren und ggf. zu korrigieren.

Die wichtigste derartige Vermaschung besteht darin, daß wir die eigene Sprache hören können. Es ist also auf der Ausgangsseite der Sprachmotorik ein Informationsrückwärtsfluß zum akustisch sensorischen Eingang vorhanden (*Pfeil* in Abb. 1), mit dessen Hilfe wir uns stets beim Sprechen in der Aussprache optimieren können. Bei hochgradig hörbehinderten Menschen, die akustische Signale nicht oder nur sehr unvollständig perzipieren können, fällt diese auditive Rückkopplung weg. Trotzdem sind einige Gehörlose in der Lage, mehr oder minder verständliches Sprechen zu entwickeln.

Ein Grund dafür ist darin zu suchen, daß die *akustischen* Feedback-Systeme zwar die weitaus wichtigsten, aber keinesfalls die *einzigen* rückläufigen Informationskreisflüsse zur Korrektur und Optimierung der Spracherzeugung sind.

Visuelle Informationen aus der Umwelt liefern Hinweise über Lippen- und Mundbewegungen sowie über Gestik und Mimik des Gesprächspartners. In dem Modell (Abb. 1) ist das visuelle Feedback-System mit Doppelpfeil gekennzeichnet.

Darüber hinaus verfügen wir über einen physiologischen Über-

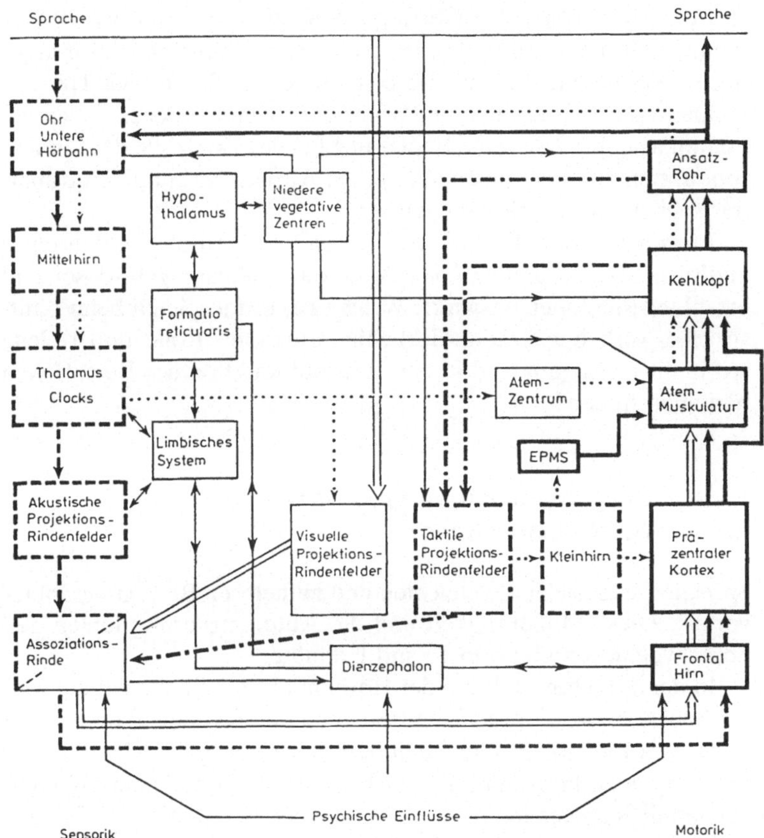

Abb. 1. Umwelt, Kommunikationspartner. Blockschema der bei der Sprachperzeption beteiligten Hirnstrukturen unter Berücksichtigung der sensorischen Feedbacksysteme. (Nach Keidel 1977)

tragungskanal, der eine *taktile und propriozeptive* Rückmeldung erlaubt, im Schema mit Strichpunkten angedeutet.

Neben der Rückleitung des Schalls über die Knochen handelt es sich dabei insbesondere um Rückmeldungen aus der Haut und Schleimhaut des Vokaltrakts und aus den Rezeptoren der während des Sprechvorgangs innervierten Muskulatur des Kehlkopfs.

Im Vergleich mit der Hörfrequenzbandbreite von etwa 18 kHz nimmt sich die Bandbreite dieser einfachen Propriorezeptoren jedoch recht bescheiden aus: sie liegt zwischen 400 und 800 Hz.

Den visuellen, taktilen und propriozeptiven Feedback-Systemen kommt also durchaus eine Bedeutung bei der Kontrolle der Sprachproduktion zu. Sie können aber einen Ausfall des auditiven Kanals nur sehr unvollständig kompensieren.

Im folgenden wollen wir betrachten, wie sich das Fehlen einer auditiven Rückkopplung *konkret* auf das Sprechen gehörloser und ertaubter Menschen auswirkt. Welche Faktoren spielen beim Lautspracherwerb hochgradig Hörbehinderter eine Rolle und welche Normabweichungen sind in der Sprachproduktion der Betroffenen häufig zu finden?

Lautspracherwerb und Sprachproduktion hochgradig Hörbehinderter

Sprechen setzt sich einen leichten und mühelosen Bewegungsablauf voraus. Diese Mühelosigkeit und die Automatisierung fehlen den Sprechversuchen Gehörloser und Ertaubter.

In der Sprachproduktion der Hörbehinderten finden wir ein weites Spektrum von Sprach- und Sprechauffälligkeiten. Die Spanne reicht von Individuen, die kaum oder nur unverständlich vokalisieren, bis hin zu Personen, die trotz schwerer Hörbehinderung recht verständlich sprechen.

Die *Qualität* der Sprachproduktion hängt von verschiedenen Faktoren ab.

Bei Schwerhörigen gilt in der Regel: Je größer der Hörverlust, desto unverständlicher ihr Sprechen.

Dieser eindeutige Zusammenhang besteht jedoch nicht bei *hochgradig hörbehinderten Kindern* (>90 dB HL). Bei diesen Kindern schwanken Umfang, Qualität und Verständlichkeit der Sprachproduktion recht erheblich.

Osberger (1989) glaubt dies auf den unterschiedlichen Grad der *Resthörigkeit* innerhalb der als „hochgradig hörbehindert" gekennzeichneten Gruppe zurückführen zu können: Kinder, die im Hochtonbereich oberhalb 1000 Hz noch Höreindrücke haben, scheinen ein verständlicheres Sprechen entwickeln zu können als solche, die ab 1000 Hz keine Hörreaktionen zeigen.

Die Rolle, die das *Ertaubungsalter* für die Sprachproduktionsfähigkeiten spielt, ist noch nicht eindeutig geklärt.

Die Untersuchungen von Levitt et al. (1987) bestätigen, daß postlingual ertaubte Kinder verständlicher sprechen lernen als prälingual (vor dem zweiten Lebensjahr) ertaubte.

Es ist dabei jedoch zu berücksichtigen, daß die Verwendung der Begriffe „prä-" bzw. „postlingual" problematisch ist. „Postlingual" impliziert, daß es ein spezifisches Alter gibt, in dem der Lautspracherwerb größtenteils abgeschlossen ist. Wie anfällig und unausgereift die sprachlichen und sprechmotorischen Fähigkeiten auch noch im 5. Lebensjahr sind, zeigen jedoch gerade die dramatischen Effekte einer Ertaubung: Meist ist ein rascher Verfall der Sprache zu beobachten, der nicht nur eine Unterbrechung, sondern einen Rückschritt auf eine frühere Entwicklungsstufe zur Folge hat. Osbergers Daten sprechen eher dafür, daß es im Hinblick auf spätere artikulatorische Fähigkeiten nur wenig ausmacht, ob ein Kind taub geboren wird oder ob es für eine kurze Zeitspanne hörend war.

Welchen Einfluß *Übungsprogramme* auf die Sprachproduktionsleistungen tauber Menschen haben, ist ebenso noch ungeklärt wie die Frage, wieviel *Zeit* benötigt wird, um artikulatorische Fähigkeiten zu entwickeln.

Bezogen auf CI-Kinder zeigen erste Langzeituntersuchungen, daß es Jahre des Gebrauchs und des Übens bedarf, bis die obere Grenze der sprechmotorischen Leistungsfähigkeit erreicht ist. Dies gilt insbesondere für die gehörlos geborenen und die früh ertaubten Kinder.

Abweichungen in der Sprachproduktion hochgradig Hörbehinderter

Obwohl die Variabilität des Sprechens auch von Normalhörenden groß ist, und obwohl die Sprechqualität von tauben und ertaubten Menschen sehr unterschiedlich sein kann, lassen sich doch charakteristische Abweichungen ausmachen, die für die Sprachproduktion tauber Menschen typisch sind.

Bei der Beschreibung häufiger Abweichungen können wir dabei zwischen der segmentalen und der suprasegmentalen oder prosodischen Ebene der Sprache unterscheiden.

Segmentale Abweichungen

Bei den Abweichungen auf der segmentalen Ebene können wir unterscheiden zwischen: Auslassungen (Elisionen), Ersetzungen (Substitutionen), Hinzufügungen (Additionen) und Verzerrungen (Distorsionen).

Zu den häufigsten Abweichungen in der Sprache hochgradig Hörbehinderter gehören Auslassungen von Konsonanten (z.B. /s/ (am Wortanfang oder -ende).

Sehr oft finden wir auch Ersetzungen, so z.B. die Substitution von stimmhaften durch stimmlose Konsonanten (etwa /p/ für /b/, /t/ für /d/ oder umgekehrt).

Andere typische Beispiele sind das Ersetzen von Frikativen (z.B. /f/) durch Verschlußlaute (wie /p/) oder das Oral-/Nasal-Ersetzen (/b/ und /m/), also die Verschlußbildung an der falschen Stelle, die aus einer mangelnden Kontrolle der Gaumensegelspannung resultiert.

Suprasegmentale Abweichungen

Suprasegmentale Fehler in der Sprachproduktion hochgradig Hörbehinderter werden oft als Prolongationen hörbar, die zu einer langsamen und schleppenden Sprechweise führen. Diese Sprechweise zerstört den Sprechrhythmus und verursacht wiederum segmentale Fehler.

Die Gliederung des Sprachprozesses mit Dauer- und Stärkevariationen fällt den Betroffenen schwer.

Die Folge ist z.B.: falsche Länge ganzer Wörter oder einzelner Segmente; Pausen zu lang oder an falschen Stellen; inadäquate Betonung.

Diese Schwierigkeiten hängen u.a. mit der Atmungsintensität zusammen, wobei ein zu hoher Kraftaufwand und Luftverbrauch eine ununterbrochene Äußerung nicht zuläßt.

Inadäquate oder schwankende Lautstärke ist ebenso typisch für das Sprechen hochgradig Hörbehinderter wie die mangelnde Kontrolle der Stimmhöhe und der Intonation. Häufig finden wir eine eingeschränkte Variationsbreite oder unkontrollierte Schwankungen bei der Grundfrequenz (F0).

Man sollte nicht unerwähnt lassen, daß die Mehrzahl der tauben Kinder nicht nur in ihrer Sprechentwicklung gestört ist, sondern meist auch Störungen der Sprachentwicklung aufweist, so daß auch Syntax und Semantik betroffen sind.

Das Cochlear Implant versetzt Gehörlose und Ertaubte in die Lage, auditive Informationen zu perzipieren. Indem der Patient nun seine eigene Sprachproduktion per auditiver Rückkopplung kontrollieren kann, vermag er auch sein Sprechen, seine Verständlichkeit zu optimieren.

Aus dem Grad der positiven Veränderungen in der Sprache des CI-Trägers kann darüber hinaus indirekt abgeleitet werden, in welchem Maße der auditive Input durch das CI verbessert worden ist.

Zu dieser Ableitung ist zu bemerken, daß eine gute Sprachproduktion fast immer auf eine gute Perzeption schließen läßt, wohingegen aus einer guten Perzeption nicht automatisch gute sprachproduktive Fähigkeiten folgern.

Einige Untersuchungsergebnisse sollen den positiven Effekt des CIs für die Sprachproduktion von Kindern belegen.

FDA-Resultate zur Sprachproduktion von CI-Kindern

Wie schon erwähnt, wurde von der Food and Drug Administration der USA in einer mehr als dreijährigen Studie bestätigt, daß das Nucleus Mini System 22 auch bei Kindern zwischen 2 und 17 Jahren wirksam und sicher ist.

Im Rahmen des Zulassungsverfahrens der amerikanischen Gesundheitsbehörde FDA wurde u. a. auch die Sprachproduktion der

Tabelle 1. Ergebnisse (präoperativ und 12 Monate nach der Versorgung) von CI-Kindern in vier Tests zur Sprachproduktion

Test	n	Präoperativ bestmöglich versorgt	12 Monate postoperativ nach Versorgung mit Cochlear Implant
PLE Nonsegmentals	45	14,9/28 (7,1)	19,7/28** (5,5)
PLE Segmentals	45	102,9/832 (111,4)	168,9/832** (140,5)
Ling Phonologic	36	34,3/110 (28,6)	50,2/110** (25,9)
McGarr Intelligibility	27	18,1% (28,8)	36,5%* (31,4)

* $p < 0{,}01$; ** $p < 0{,}001$; ()= S.D.

Kinder und Jugendlichen vor, und 12 Monate nach der Versorgung mit dem CI untersucht.

Mit verschiedenen Tests wurde gemessen, ob und inwieweit das CI zu einer Verbesserung der Sprache und des Sprechens beiträgt. Die Tabelle 1 zeigt die prä- und postoperativen Ergebnisse in vier der verwendeten Tests.

Der Ling *„Phonetic Level Evaluation“ (PLE)* mißt die Fähigkeit des Kindes melodische Elemente zu imitieren („Nonsegmentals“) und die Fähigkeit zur Phonem-Imitation („Segmentals“).

Im Durchschnitt stiegen die Werte für die Fähigkeit der Melodie-Imitation (PLE Nonsegmentals) signifikant von 14,9 prä- auf 19,7 Punkte postoperativ, gemessen auf einer 28-Punkte-Skala. Auch die Ergebnisse in bezug auf die segmentale Phonem-Produktion (PLE Segmentals) zeigen, daß die Kinder nach der Implantation signifikant mehr Vokale und Konsonanten produzieren konnten.

Diese Phoneme konnten sie auch im Silbenzusammenhang produzieren, wie die Ergebnisse in der *Ling Phonological Analysis* zeigen. Bei diesem Test werden *spontane* Sprachproben untersucht. Es zeigte sich, daß die Kinder postoperativ mehr Laute produzierten – auch in der spontanen Kommunikation.

Die Verständlichkeit der Sprache wurde mithilfe des *McGarr-*

Tests gemessen. Dabei soll das Kind eine Anzahl von bestimmten Sätzen nachsprechen. Diese Sprachprobe wird auf Tonband aufgenommen, und zwei unbekannte, beliebige Personen werden dann gebeten, alle Worte niederzuschreiben, die sie beim Abhören des Bandes verstehen können.

Wie in Tabelle 1 zu erkennen, stieg die Anzahl der verständlichen Wörter von 18,1% präoperativ auf 36,5% nach einem Jahr Erfahrung mit dem CI. Auch dieser Unterschied ist signifikant.

In allen vier verwendeten Tests zur Erfassung der Sprachproduktion von Cochlear-Implant-Kindern zeigte sich ein hochsignifikanter Unterschied zwischen den präoperativen Ergebnissen und den Resultaten nach 12monatiger Verwendung des CI.

Die Kinder und Jugendlichen konnten ihre Sprachproduktion besser kontrollieren und die Verständlichkeit ihres Sprechens erhöhen. Dies gilt sowohl für segmentale Sprachanteile als auch für suprasegmentale.

Erste Ergebnisse, die für Kinder mit zweijähriger CI-Erfahrung vorliegen, stimmen optimistisch: sie deuten auf eine kontinuierliche Verbesserung der sprachproduktiven Fähigkeiten hin.

Literatur

Hochberg I, Levitt H, Osberger M (eds) (1983) Speech of the hearing impaired. University Park Press, Baltimore

Keidel W-D (1977) Biokybernetische Aspekte bei Hör-, Sprach- und Sprechstörungen. Sprache Stimme Gehör 1:6–17

Levitt H, McGarr N, Geffner D (1987) Language and communication skills of deaf children. In: ASHA Monographs, vol 26. American Speech-Language-Hearing Association, Washington

Osberger M (1989) Speech production in profoundly hearing-impaired children with reference to cochlear implants. In: Owens E, Kessler K (eds) Cochlear implants in young deaf children. College-Hill Press, Boston, pp 227–256

Schultz-Coulon H-J (1987) Linguistische Grundbegriffe – Was ist Sprache. In: Lehnhardt E, Hirshorn M (Hrsg) Cochlear implant. Eine Hilfe für beidseitig Taube. Springer, Berlin Heidelberg New York Tokyo, pp 63–70

Staller S, Beiter A, Brimacombe J, Mecklenburg D, Arndt P (1990) Pediatric performance with the Nucleus 22-channel cochlear implant system. Paper presented at the 3rd Symposium on Cochlear Implants in Children. Indianapolis, January 26–27, 1990

Cochlear Implant bei Kindern

E. Lehnhardt

Bevor wir uns entschlossen, auch Kleinkinder mit dem Cochlear Implant zu versorgen, waren wir uns der Notwendigkeit bewußt,

- konsequent zwischen ertaubten und gehörlos geborenen Kindern zu unterscheiden,
- nur ein dauerhaftes transkutanes System verwenden zu können und
- die Gehörlosenlehrer in die Indikation zum Cochlear Implant und in die pädagogische Nachsorge integrieren zu müssen.

Doch auch als wir diese Voraussetzungen glaubten erfüllen zu können, blieben noch etliche Fragen offen. So erschien uns das Implantat mit 11 mm zu dick, als daß wir es in den Schädel von Kleinkindern implantieren könnten. Dies änderte sich mit dem Mini System 22, das nur noch 6 mm dick ist, also durchaus auch kindgerecht. Weiterhin fürchteten wir, daß mit dem Längenwachstum des Schädels der Elektrodenträger aus der Schnecke herausschlüpfen könnte. Dies wäre zu verhindern, wenn das Implantat so dicht retroaurikulär eingesetzt wird, daß der Elektrodenträger innerhalb des Warzenfortsatzes eine Schlaufe bildet, die sich während des Längenwachstums strecken kann und wenn der Elektrodenträger selbst möglichst nahe der Schnecke fixiert würde. Die bis dahin verwendete Dacronfixation an der hinteren Gehörgangswand hatte sich diesbezüglich als nicht wirksam erwiesen; inzwischen steht uns ein Glasionomerzement für die klinische Erprobung zur Verfügung, mit dem wir den Elektrodenträger an der hinteren Gehörgangwand nahe dem knöchernen Trommelfellrahmen befestigen können (Lehnhardt 1990).

Wir hatten zunächst auch gezweifelt an der Möglichkeit, ein intracochleäres Implantat auswechseln zu können. Diese Befürchtung erwies sich jedoch in einzelnen notwendigen Nachoperationen und beim Auswechseln von Implantaten anderer Systeme als unbegründet. So konnten wir ein auswärtiges Implantat selbst nach 8 Jahren gegen eine Nucleus Prothese auswechseln oder bei einer unserer Patientinnen, die wir hatten explantieren müssen, 3 Jahre später ohne Schwierigkeiten den Elektrodenträger wieder einsetzen.

Bevor wir Kinder mit dem Cochlear Implant versorgen wollten, mußten wir auch von der Effektivität des von uns verwendeten Systems überzeugt sein. Dies war der Fall, als wir feststellten, daß mehr als 60% unserer erwachsenen Patienten ein offenes Sprachverstehen erreichten, und zwar ohne Lippenlesen, und als wir sahen, daß sich im Laufe der Jahre die psychophysikalischen Daten nicht negativ entwickelten, sondern vielmehr das Sprachverstehen sich in vielen Fällen weiter besserte.

Der Nachweis einer Dauerhaftigkeit des Implantats erschien erbracht, als wir nach 130 Erwachsenen-Operationen noch keinen einzigen technischen Ausfall gesehen hatten.

Einen bedeutsamen Zweifel an der Indikation des Cochlear Implants bei Kindern birgt die Frage in sich, ob in jedem Einzelfall tatsächlich eine vollständige Taubheit vorliegt oder ob Hörreste vielleicht doch besser mit einem konventionellen Hörgerät zu versorgen wären. Diese Frage ist mit letzter Sicherheit weder spielaudiometrisch noch über die Ableitung evozierter Hirnstammpotentiale zu beantworten; Hörreste im Tieftonbereich sind auch mit den aufwendigsten Untersuchungstechniken kaum zu erfassen bzw. auszuschließen.

Wir stellten uns deshalb die Bedingung, daß nur solche Kinder zum Cochlear Implant anstehen sollten, bei denen sowohl die Eltern als auch die Lehrer und schließlich die Ärzte davon überzeugt sind, daß selbst nach 8monatigem Hörgerätetraining keinerlei auditive Perzeptionsmöglichkeit gegeben ist. Umgekehrt sollte, sobald Hörreste auch nur zu vermuten sind, die Hörgeräteversorgung bevorzugt werden. Diese strengen Maßstäbe schienen uns um so mehr notwendig, als wir *intracochleär* implantieren wollten und deshalb auf keinen Fall eventuell vorhandene Hörreste gefährden durften. Weitere Besonderheiten des Kinderprogramms waren:

- Promontoriumstest evtl. nicht möglich,
- intraoperative Stapediusreflex-Auslösung,
- spielerisches „tune-up“,
- langanhaltendes audio-verbales Kommunikations-Programm.

Letztlich ungeklärt kann im Einzelfall auch jetzt noch die Frage bleiben, ob es sich um ein *innenohrtaubes* Kind handelt oder ob – evtl. auch zusätzlich – die Hörnervenfunktion ausgefallen ist. Diese Unsicherheit ergibt sich aus der Tatsache, daß der Promontoriumstest die Mitarbeit des Patienten verlangt und er sich deshalb bei Kleinkindern verbietet. Wir glauben zwar, in absehbarer Zeit diese Lücke mit objektiven Meßverfahren schließen zu können, müssen aber bekennen, daß weltweit alle diesbezüglichen Bemühungen bislang zu nur unbefriedigenden Resultaten geführt haben. Um unsere Unsicherheit zu minimieren, nutzen wir die für die computertomographische Untersuchung notwendige Narkose für eine elektrocochleographische Ableitung. Wenn sich dabei das Innenohr als „tot“ erweist, dann werten wir dies als Ursache der Taubheit und schließen auf einen intakten Hörnerv; letztlich aber könnte auch er *zusätzlich* funktionsuntüchtig sein, ohne daß wir dies ausschließen können.

Erweist sich bei der Elektrocochleographie aber das Innenohr als intakt, dann muß dies nach unseren heutigen Vorstellungen als Kontraindikation gegen das Cochlear Implant gelten – eben weil dann die Taubheit wahrscheinlich durch einen *Hörnervenschaden* bedingt ist.

Die Operation zum Cochlear Implant ließ auch bei Kleinkindern keine besonderen Schwierigkeiten erwarten, wissen wir doch, daß die Schnecke schon zur Zeit der Geburt die Abmessungen des Erwachsenen erreicht hat und daß auch der Zugang zum Mittelohr nicht wesentlich enger ist als beim Erwachsenen. Lediglich die geringere Dicke des Schädelknochens war zu berücksichtigen mit einer deshalb zusätzlich notwendigen Fixation des Implantatkörpers.

Außerordentliche Schwierigkeiten aber befürchteten wir von der postoperativen Anpassung des Sprachprozessors, weil wir von den Kleinkindern – insbesondere dann, wenn sie gehörlos geboren waren – keine verläßlichen Angaben zur Hörschwelle und zur maximalen Behaglichkeitsschwelle erwarten konnten. Selbst nachdem wir über

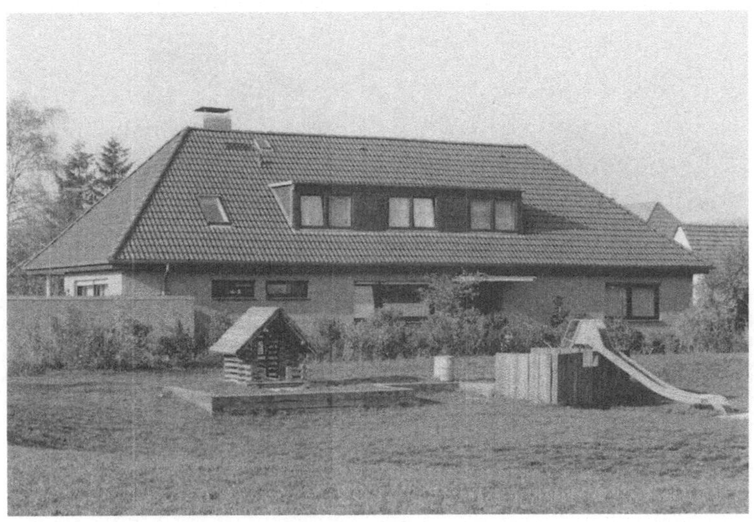

Abb. 1. Cochlear Implant Centrum (CIC) Hannover mit derzeitiger Aufnahmemöglichkeit für 6 Kinder plus Mütter; hier arbeiten mit den Kindern 3 Pädagogen, 2 Ingenieure und 1 Erzieherin

erfahrene pädagogische Mitarbeiter verfügten, schien uns diese Aufgabe kaum lösbar. Wir bemühten uns deshalb schon bei den Erwachsenenoperationen um die intraoperative Beobachtung des Stapediusreflexes unmittelbar nach Einführen des Elektrodenträgers in die Schnecke. Tatsächlich war es bei noch offenem Operationsfeld möglich, durch direktes Auflegen der Sendespule auf die Empfängerspule das Implantat intracochleär zu stimulieren und so über den Reflexbogen von Hörnerv und N. facialis die Schwelle der Stapediuskontraktion zu bestimmen. Sie war außerdem – noch auf dem Operationstisch – durch die kontralaterale Impedanzänderung zu bestätigen.

Aus dem Vergleich dieser Werte mit dem postoperativen t-(threshold)- und c-(comfortable) level lernten wir, daß die *Stapediusreflexschwelle* etwa am Übergang zwischen dem mittleren und oberen Drittel der Dynamik gelegen ist.

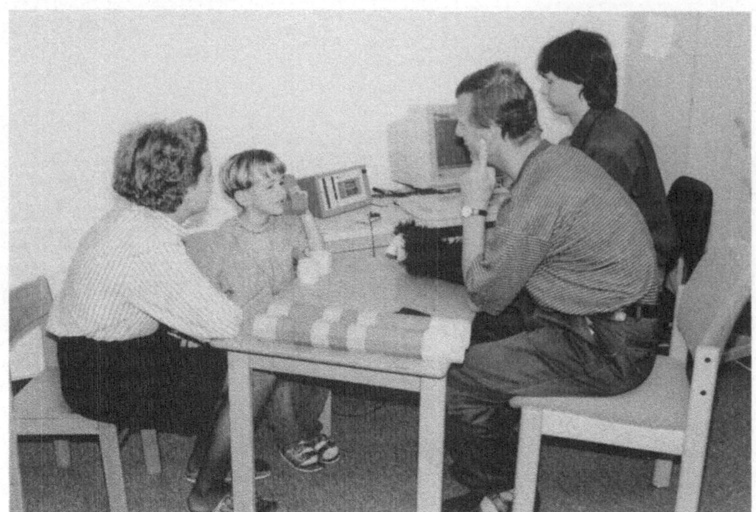

Abb. 2. Anpassung des Sprachprozessors durch einen Pädagogen und Ingenieur im Beisein der Mutter

Diese Beobachtungen an Erwachsenen waren die Grundlage der Stapediusreflex-Beobachtung auch bei Kleinkindern; der Reflex war bei allen bislang von uns operierten Kindern zu beobachten. Seine Schwelle dient uns seither als Ausgangspunkt für die postoperative Anpassung. Trotzdem bedarf es außergewöhnlichen pädagogischen Geschicks, spezieller Hilfsmittel und viel Geduld, um die Kinder durch den ersten Höreindruck nicht zu verschrecken, sondern vielmehr ihre auditive Aufmerksamkeit zu wecken.

Die ausschließlich hörgerichtete Erziehung der Kinder erfolgt nach einem ganz festen Programm, für dessen Verwirklichung wir insofern die notwendigen Voraussetzungen geschaffen haben, als uns inzwischen das *Cochlear Implant Centrum Hannover* zur Verfügung steht (Abb. 1). Darin ist die Möglichkeit gegeben, jeweils sechs Kinder mit ihren Müttern während der ersten 2 postoperativen Jahre mehrfach für 1–2 Wochen stationär aufzunehmen und spielerisch zu trainieren. Es dient als Brücke zwischen Klinik und Gehörlosen-

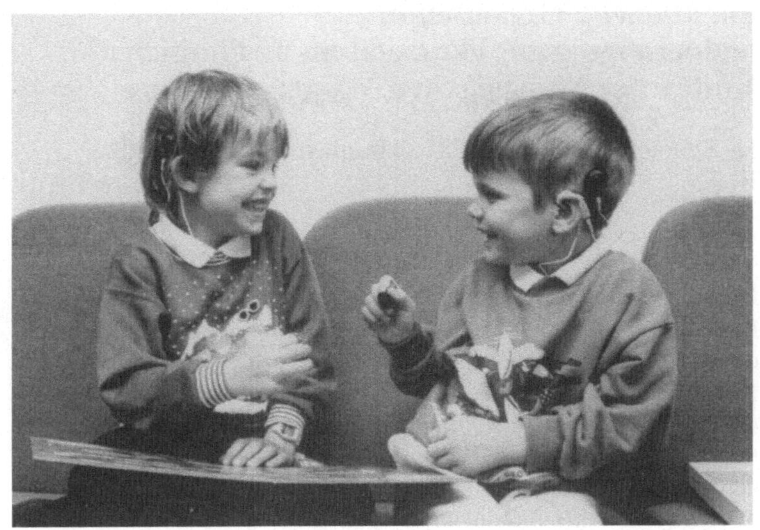

Abb. 3. Kinder, mit dem Cochlear Implant versorgt

schule bzw. -kindergarten. Das CIC Hannover hält deshalb schon vor der Operation engsten Kontakt zu den Lehrern, die das Kind bislang betreuten und die es auch später mit dem Cochlear Implant trainieren werden (Abb. 2, 3).

Literatur

Lehnhardt E (1990) Cochlear-Implant-Mini-System 22 zur Versorgung ertaubter Kleinkinder. HNO 38: 161–165

Funktionelle Organisation und lernbezogene Plastizität im auditorischen Kortex der Mongolischen Wüstenrennmaus

H. Scheich, C. Simonis, H. Thomas, J. Tillein und B. Hose

Die Fortschritte, die in jüngster Zeit auf dem Gebiet der Cochlear-Implant-Technologie erzielt wurden, die zunehmende Erfahrung in der Auswahl geeigneter Patienten sowie verbesserte postoperative Rehabilitationsmaßnahmen haben zu bemerkenswerten Erfolgen für die lautsprachliche Kommunikation von vormals tauben Patienten geführt. Trotz dieser Erfolge sind die physiologischen Grundlagen der durch Elektrostimulation in der Cochlea hervorgerufenen akustischen Wahrnehmungen, d. h. die zentralen auditorischen und kortikalen Aktivitätsmuster, bis heute noch weitgehend unbekannt. Kritische Randbedingungen, die bei der künstlichen Erzeugung bedeutungsvoller Aktivitätsmuster auf diesen Verarbeitungsebenen eine Rolle spielen, mögen die wesentliche Ursache für unvorhersagbare oder noch unbefriedigende Ergebnisse bei scheinbar optimaler Implant-Technologie sein. Aus diesem Grunde sind spezifische Untersuchungen des zentralen auditorischen Systems im Tierversuch erforderlich. Zudem vermutet man, daß die von Patient zu Patient verschiedene noch vorhandene Plastizität im zentralen auditorischen System für die interindividuell unterschiedliche postoperative Fähigkeit der Sprachwahrnehmung verantwortlich ist. Praktisch liegen aber kaum Informationen über die Mechanismen der Plastizität im zentralen auditorischen System vor. So stehen weder über die sensible Phase der Entwicklung, noch über die kompensatorische Plastizität beim Erwachsenen nach peripheren Läsionen, noch über die durch Lernen induzierte Plastizität befriedigende Informationen zur Verfügung. Viele dieser brennenden Fragen können nur im spezifischen Tierversuch geklärt werden.

Zu einem wichtigen Modell für die Studien auditorischer Mechanismen im Säuger hat sich in jüngster Zeit die Mongolische Wüstenrennmaus, oder Gerbil (Meriones unguiculatus), etabliert. Die wichtigsten Gründe für das wachsende Interesse am Gehörsystem des Gerbils sind: 1) die ungewöhnliche Spezialisierung des Gehörs im niederfrequenten Bereich, die sehr dem Hörbereich des Menschen ähnelt (Finck u. Sofouglu 1966; Ryan 1976), und die sich in einer Ausdehnung der topographischen Repräsentation der tiefen Frequenzen in den auditorischen Strukturen zeigt (Ryan et al. 1982; Steffen et al. 1988). Dies macht den Gerbil für sprachrelevante Untersuchungen interessant. 2) Das räumlich stark erweiterte Mittelohr (Bulla) erlaubt den direkten experimentellen Zugriff zu den Windungen der Cochlea. 3) Die Tatsache, das 1) und 2) in einem kleinen, leicht züchtbaren Labortier zu finden sind.

Die tonotope Organisation des Primären Auditorischen Kortex (AI) und der umgebenden Felder wurde am Gerbil mit der in unserem Labor standardisierten „microelectrode mapping technique" untersucht (Thomas 1989; Tillein 1987; Scheich 1991). Die tonotope Organisation, d.h. die systematische Repräsentation von Bestfrequenzen (BF's), in AI deckt offensichtlich den beschriebenen Hörbereich des Gerbils ab (Abb. 1). Die Isofrequenzkonturen verlaufen etwa in dorsoventraler Orientierung, wobei hohe Bestfrequenzen rostral und tiefe Frequenzen caudal repräsentiert sind.

In den an AI grenzenden Feldern findet man noch weitere tonotope Repräsentationen. So konnte in einem kleineren, rostral zu AI liegenden Anterioren Auditorischen Feld (AAF) ebenfalls ein vollständiger tonotoper Gradient, aber mit zu AI invertierter (spiegelbildlicher) Orientierung, kartiert werden. Die BF's im Bereich zwischen 0,1 und 43,0 kHz zeigten in AI und AAF eine höhere räumliche Auflösung der tieferen BF's bis hinauf zu 4 kHz. Sowohl in AI als auch in AAF wurden starke neuronale Antworten mit scharfen Abstimmeigenschaften (Tuning) und kurzen Latenzen registriert.

Caudal zu AI konnten zwei weitere schmale, tonotop organisierte Felder identifiziert werden, die aufgrund ihrer Lage als Dorsoposteriores Feld (DP) und Ventroposteriores Feld (VP) beschrieben wurden. In beiden Feldern lagen die tiefen BF's rostral und benachbart zu der Repräsentation der tiefen Frequenzen in AI. Hohe Frequenzen waren im VP caudal repräsentiert. Das Feld DP wies

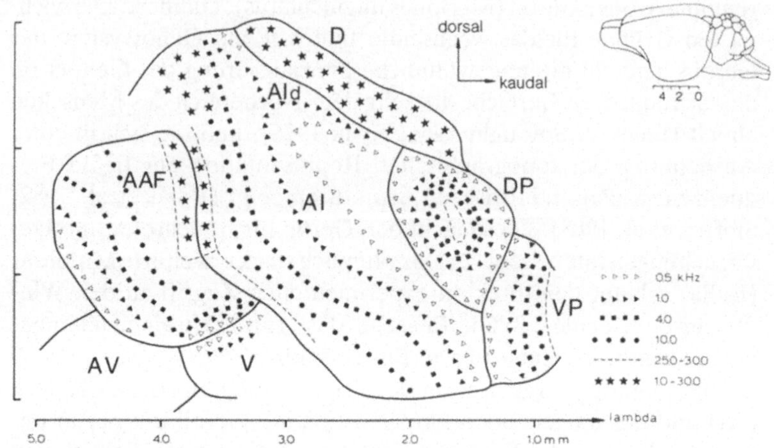

Abb. 1. Schematisierte Karte der Parzellierung und tonotope Organisation des linken auditorischen Kortex von Meriones unguiculatus. Isofrequenzkonturen sind nach elektrophysiologischen und 2DG Ergebnissen eingetragen und je nach Frequenz bzw. Frequenzbereich durch unterschiedliche Symbole gekennzeichnet. Das Feld AV wurde bisher nur mit der 2DG-Methode identifiziert (*AAF* Anteriores Auditorisches Feld, *AI* Primärer Auditorischer Kortex, *AId* Übergangsschicht zwischen AI und D, *AV* Anteriores Ventrales Feld, *D* sekundäre Gürtelregion, *DP* Dorsoposteriores Feld, *V* Ventrales Feld, *VP* Ventroposteriores Feld. (Nach Thomas 1989)

eine konzentrische BF-Verteilung mit zentral lokalisierten hohen BF's auf. Die Antworten auf Tonpulse im DP und VP waren im Vergleich zu AI und AAF meist schwach, mit breiterem Tuning und längeren Latenzen.

Ableitungen in einem Gebiet dorsocaudal zu AI ergaben eine Repräsentation breit getunter Neurone ohne tonotope Organisation. Dieses Gebiet wurde als sekundäre Gürtelregion (Feld D) interpretiert. In der Übergangsschicht zwischen AI und D waren die Antworten ähnlich denen im tieffrequenten Bereich von AI und AAF, aber ohne eine eindeutige Tonotopie (AId). Ventral der Hochfrequenzgrenze zwischen AAF und AI führt der rasche Abfall zu tiefen BF's zu der Vermutung der Existenz eines weiteren auditorischen Feldes, das als Ventrales Feld (V) bezeichnet wurde. Die Antworten ähnelten denen von DP und VP. In Nissl-gefärbten Schnitten erscheint AI und AAF als Konio-Kortex, während die anderen Felder außerhalb liegen.

Die tonotope Organisation der auditorischen kortikalen Felder des Gerbils konnten ebenso erfolgreich unter Anwendung der autoradiographischen 2-Deoxyglucose (2DG)-Technik (Sokoloff et al. 1977) gezeigt werden. Dabei dienten schmalbandig frequenzmodulierte (FM) Töne und alternierende Sinustöne als Reize. Methodische Details sind bei Caird et al. (1991) beschrieben. Die 2DG-Aufnahme ist im wesentlichen mit dem Energieverbrauch der Membran-Natrium-Pumpe korreliert (Mata et al. 1980) und reflektiert daher die momentane elektrische Aktivität. Im kombinierten 2DG und elektrophysiologischen Experiment am selben Tier wurde gezeigt, daß der Ort höchster metabolischer Aktivität dem Ort der Neurone mit entsprechender BF entspricht (Theurich et al. 1984).

Die 2DG-Markierungen im Primären Auditorischen Feld (AI) und dem rostral angrenzenden, kleineren Feld (AAF) zeigten auffallende frequenzspezifische dorsoventrale Streifen, die als sog. Frequenzband-Laminae beschrieben werden können (Abb. 2, „unpaired“). Die Streifen verschieben sich als Funktion der Frequenz sowohl relativ zueinander als auch relativ zu einer unabhängigen Landmarke. Der laterale Hippocampus diente hierbei als anatomische Referenzstruktur. Die quantitative Analyse der Lage der einzelnen Streifen bei Stimulation mit verschiedenen FM-Tönen sowie die der Doppelstreifen bei Stimulation, die mit alternierenden Tönen in AI und AAF erhalten wurden, ergab die gleichen spiegelbildlichen tonotopischen Karten der beiden Felder wie im elektrophysiologischen Experiment. In AI lag der Gradient von tiefen zu hohen Frequenzen von caudal nach rostral, während er in AAF umgekehrt, zu einer gemeinsamen hochfrequenten Grenze zwischen beiden Feldern verlief. In der tonotopen Organisation (Karte) von AI zeichnete sich eine räumliche Auflösung in näherungsweise gleichen Oktavintervallen für Frequenzen unter 8 kHz ab und eine höhere Auflösung unter 1 kHz. AI zeigte sowohl eine größere räumliche Frequenzauflösung als auch längere Isofrequenzstreifen als AAF. Die differenzierte metabolische 2DG-Aktivität bei den be-

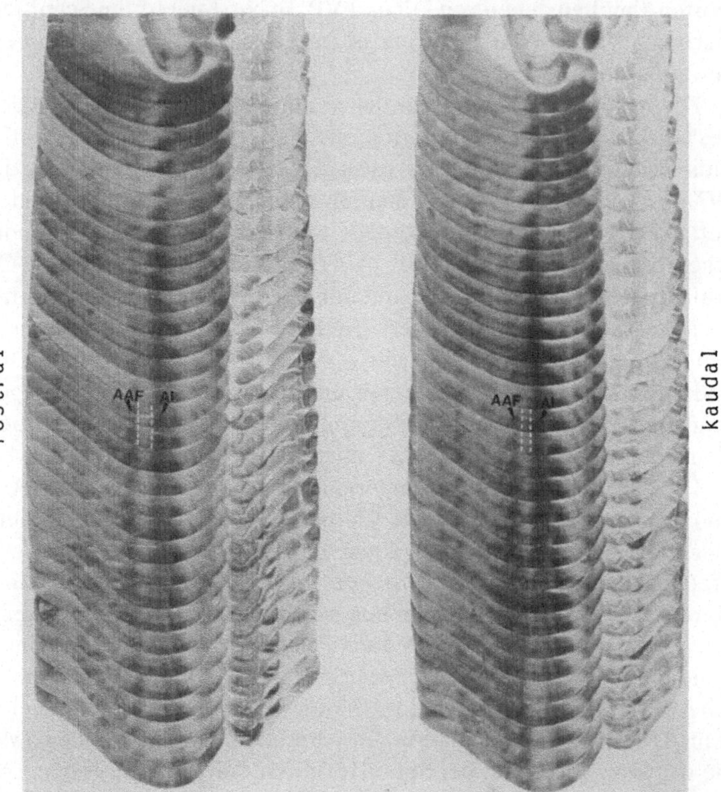

Abb. 2. Klassische Konditionierung auf 1 kHz. 2DG-Autoradiogramme von Horizontalschnitten von dorsal nach ventral durch den linken auditorischen Kortex bei einem Tier, das mit Ton/Fußreiz-Paaren und einem Kontrolltier, das mit Tönen und Fußreizen in zufälliger Reihenfolge stimuliert wurde. Man erkennt die Abstandsvergrößerung der beiden markierten Frequenzbänder in AI und AAF im Vergleich zur ungepaarten Kontrolle (s. gestrichelte Abstandslinien)

schriebenen Reizen in Verbindung mit den elektrophysiologischen Daten erlaubte zusätzlich die Unterscheidung eines Ventralen (V), eines Anterioren Ventralen (AV), eines Dorsoposterioren (DP), eines Ventralen Posterioren (VP) und eines Dorsalen Feldes (D).

Mit Hilfe der 2DG-Muster vieler Individuen wurde in einem Mittelungsverfahren eine standardisierte tonotope Karte von AI und AAF erstellt. Ferner wurden die topologischen Daten aller Felder in Verbindung mit verläßlichen Landmarken im auditorischen Kortex des Gerbils gebracht. Das 2DG-Verfahren kann allerdings wegen der fehlenden zeitlichen Auflösung den elektrophysiologischen Ansatz nicht ersetzen. Dennoch erlaubt die 2DG-Technik, in einigen auditorischen Feldern umfassende und robuste Datensätze über die Geometrie der induzierten auditorischen Aktivität zu gewinnen. Daher erschien diese Technik geeignet, ebenfalls die durch Lernen induzierte Aktivität zu untersuchen. Auffallende, durch Lernen induzierte Änderungen in der 2DG-Aufnahme wurden bereits im auditorischen und im limbischen System von Ratten nachgewiesen, wobei die klassische Methode der aversiven Konditionierung verwendet wurde (Gonzales-Lima u. Scheich 1984, 1986). Die Anwendung der 2DG-Technik für Lernstudien scheint ganz allgemein vielversprechend. Aus einer Reihe von Gründen akkumuliert sich die 2DG vorwiegend in präsynaptischen Endigungen und Dendriten, d.h. die Akkumulation reflektiert in erster Linie die zirkumsynaptische elektrische Aktivität, d.h. den allgemein angenommenen Ort plastischer Veränderungen (Heil u. Scheich 1986).

Mit den folgenden Lernstudien am auditorischen Kortex des Gerbils sollte geprüft werden, ob aversive Konditionierung die Frequenzrespräsentation in den Feldern AI und AAF ändert. In einem ersten Experiment wurden die Versuchstiere mit 2DG injiziert und dann nach der klassischen Methode konditioniert, wobei ein 1 kHz-Ton als konditionierter Reiz (CS) verwendet wurde, gefolgt von einem elektrischen Fußreiz als unkonditioniertem Reiz (US). Bei der quantitativen topologischen Analyse der 2DG-Markierungen in den Autoradiographien wurde eine elektronische Bildanalyse eingesetzt. Der Abstand zwischen den beiden markierten Frequenzbändern in AI und AAF, gemessen jeweils an der Stelle maximalen Schwärzungsgrades, war in den Tieren mit gepaartem Reiz deutlich größer als in den Kontrolltieren mit denselben, aber ungepaarten Reizen. Das Ergebnis der Bildanalyse entspricht dem visuellen Eindruck einer größeren Trennung der beiden Banden in der Montage der Abb. 2.

In einem zweiten Experiment wurden Versuchstiere in einer speziellen Konditionierungsapparatur, einer sog. „shuttle-box“, darauf trainiert, den Fußreiz nach dem 1 kHz-Ton zu vermeiden. In der folgenden 2DG-Studie erhielten die Tiere nur gelegentlich Fußreize, wenn sie Fehler machten. In der auf Reizvermeidung konditionierten Gruppe war der Abstand zwischen den beiden Frequenzbändern in AI und AAF signifikant kleiner als in der Kontrollgruppe, die zuvor nur den Tonreiz in der Konditionierungsbox gewöhnt waren und keinen Fußreiz erhielten. Zudem war auch die Breite der markierten Frequenzbänder in AI und AAF in der auf Reizvermeidung konditionierten Gruppe größer als in der Kontrollgruppe. Diese Ergebnisse weisen darauf hin, daß sich die Population der Neurone in demselben Frequenzband, das während des assoziativen Lernens und während des Abrufens gelernter sensorischer Information maximal aktiviert wird, von der Population unterscheidet, die während „naiver“ Verarbeitung der Töne ebenfalls maximal aktiviert wird.

Um zu zeigen, daß es sich hierbei um einen frequenzspezifischen Effekt und nicht um einen allgemeinen Anstieg kortikaler Erregbarkeit handelt, trainierten wir Tiere mit einem differentiellen Konditionierungsansatz. Die beiden Frequenzen (CS+ = 1 kHz und CS− = 10 kHz) wurden in zufälliger Reihenfolge angeboten und die Tiere mußten auf den Reiz CS+ mit Reizvermeidung reagieren, während CS− nicht mit einem Fußreiz kombiniert war. Für eine zweite Gruppe wurden die Tonfrequenzen vertauscht. Ferner wurde eine naive Kontrollgruppe mit denselben Frequenzen ohne Fußreiz stimuliert. Bei beiden experimentellen Gruppen fanden wir nach dem Training eine rostrocaudal erweiterte und verstärkte CS+ Repräsentation, während die Repräsentation von CS− relativ unterdrückt war. Diese Ergebnisse lassen auf einen frequenzspezifischen Einfluß assoziativen Lernens auf den auditorischen Kortex des Gerbils schließen.

Die Summe aller Resultate führen zu den folgenden, vorläufigen Schlußfolgerungen:

1. Während der klassischen Konditionierung ist der Abstand zwischen den gepaarten CS-Repräsentationen in den Feldern AI und AAF größer als in den Kontrollen mit ungepaarten Reizen, während die Breite der markierten Frequenzbänder konstant bleibt. Offensichtlich führt die klassische Konditionierung zu einer Verschiebung der maximalen Aktivität der Neurone beider Felder in Richtung tieferer Frequenzen.
2. Nach dem Reiz-Vermeidungs-Training ist sowohl jeweils die Breite der Bänder als auch der Abstand der Bänder in beiden Feldern gegenüber der naiven Kontrollgruppe verändert.
3. Differentielle Konditionierung führt zu einer breiteren und verstärkten Repräsentation des CS+ und zu einer Unterdrückung des CS−. Dies legt einen frequenzspezifischen Effekt im auditorischen Kortex während des Abrufens gelernter Information nahe.

Zusammenfassend kann gesagt werden, daß Ton-Konditionierung in den Feldern des auditorischen Kortex Änderungen der räumlichen Aktivitätsmuster bewirkt, d.h. **die räumliche Repräsentation von Frequenzen in tonotopen Karten scheint nicht starr zu sein, sondern kann durch Lernen beeinflußt werden.**

Was kann man möglicherweise von diesen Experimenten bezüglich der vermuteten Restplastizität im auditorischen Kortex von tauben Patienten lernen, und was über die Rekrutierung von Neuronen bei cochleärer Stimulation? Zunächst einmal scheint die kortikale Repräsentation jeder beliebigen Frequenz groß und eine Vielzahl von Neuronen daran beteiligt zu sein, da die Frequenzband-Laminae breit (Hunderte von µm) und lang sind (mehrere mm). Dieses Reservoir von Neuronen mag sich sogar durch ebenfalls beteiligte Frequenzband-Laminae in den anderen auditorischen Feldern potenzieren. Folglich ist die Wahrscheinlichkeit groß, daß irgendeine periphere Stimulation, wenn sie einen gewissen spektralen Charakter besitzt, ihre entsprechende zentrale Repräsentation finden wird. Ferner kann schon mit einer einfachen Ton-Konditionierung die räumliche Repräsentation dieses Tones geändert werden, wenn dem Reiz eine Bedeutung gegeben wird. Der Effekt kann aber auch eine Verstärkung durch die Aktivierung weiterer Neurone sein, wie die vergrößerte Breite und Intensität der Markierung zeigt. Es ist sehr wahrscheinlich, **daß die beobachtete Plastizität auf intrakortikalen Mechanismen beruht und in peripher ertaubten Patienten erhalten bleibt.** Die vorliegenden Resultate über schall-induzierte 2DG-Markierungsmuster im Kortex und deren durch Lernen induzierte Veränderungen könnten die Basis dafür sein, die Restplastizität in peripher ertaubten Gerbils bei Elektrostimulation der Cochlea zu analysieren. Damit könnte insbesondere die klinisch relevante Frage entschieden werden, wie lange ein peripherer Hörverlust anhalten darf, um nach einem Cochlear Implant noch die maximale Lernplastizität des Kortex zu nutzen.

Literatur

Caird D, Scheich H, Klinke R (1991) Functional organization of auditory cortical fields in the Mongolian gerbil (Meriones unguiculatus): Binaural 2-deoxyglucose patterns. J Comp Physiol [A] 168:13–26

Finck A, Sofouglu M (1966) Auditory sensitivity in the Mongolian gerbil (Meriones unguiculatus). J Aud Res 6:313–319

Gonzales-Lima F, Scheich H (1986) Classical conditioning of tone-signaled bradycardia modifies 2-deoxyglucose uptake patterns in cortex, thalamus, habenula, caudate-putamen, and hippocampal formation. Brain Res 363:239–256

Gonzales-Lima F, Scheich H (1984b) Neural substrates for tone-conditioned bradycardia demonstrated with 2-deoxyglucose. I. Activation of auditory nuclei. Behav Brain Res 14:213–233

Heil P, Scheich H (1986) Effect of unilateral and bilateral cochlea removal on 2-deoxyglucose patterns in the chick auditory system. J Comp Neurol 252:279–301

Mata M, Fink DJ, Grainer H et al. (1980) Activity dependent energy metabolism in rat pituitary primarily reflects sodium pump activity. J Neurochem 34:213–215

Ryan A (1976) Hearing sensitivity in the Mongolian gerbil (Meriones unguiculatus). J Acoust Soc Am 59:1222–1226

Ryan AF, Woolf NK, Sharp FR (1982) Tonotopic organization in the central auditory pathway of the Mongolian gerbil; A 2-deoxyglucose study. J Comp Neurol 207:369–380

Scheich H (1991) Representational geometries of telencephalic auditory maps in birds and mammals. In: Finlay BL, Innocenti G, Scheich H (eds) The neocortex, ontogeny and phylogeny. Plenum Press, New York, pp 119–136

Sokoloff L, Reivich M, Kennedy C et al. (1977) The (14C) deoxyglucose method for the measurement of local cerebral glucose utilization: Theory, procedure and normal values in the conscious and anesthetized albino rat. J Neurochem 28:897–916

Steffen H, Simonis C, Thomas H, Tillein J, Scheich H (1988) Multiple fields, their architectonics and connections in the Mongolian gerbil. In: Syka J, Masterton RB (eds) Auditory pathway – structures and function. Plenum Press, New York, pp 223–228

Theurich M, Müller CM, Scheich H (1984) 2-Deoxyglucose accumulation parallels extracellularly recorded spike activity in the avian auditory neostriatum. Brain Res 322:157–161

Thomas H (1989) Funktionelle und anatomische Organisation des auditorischen Kortex beim Gerbil (Meriones unguiculatus). Doktorarbeit, TH Darmstadt

Tillein J (1987) Tonotopie im auditorischen Kortex der Mongolischen Wüstenrennmaus (Meriones unguiculatus). Diplomarbeit, TH Darmstadt